高等职业教育教材

药物分析实训教程

YAOWU FENXI SHIXUN JIAOCHENG

赵伟杰　张　晶　王丹华　主编

化学工业出版社

·北京·

内容简介

本书为"药物分析"课程配套的实训教材,内容包括药物分析实训的基础知识、药物分析实训的基本方法和12个实训项目,涵盖了药物分析实训的安全知识、一般知识及熔点测定法、旋光度测定法、相对密度测定法、溶出度测定法、薄层色谱法、紫外-可见分光光度法、红外分光光度法、高效液相色谱法等。每个实训项目都配有学前导学、实训过程的原始记录表等内容,在重视培养学生自学能力和独立思考能力的同时,也让学生了解到每个实训原始数据记录的重要性。

本书适合作为高等职业教育高职药学类、食品药品类等专业的实训教材,也可以作为药品质量检验岗位技术人员的参考用书。

图书在版编目(CIP)数据

药物分析实训教程 / 赵伟杰,张晶,王丹华主编.
北京:化学工业出版社,2024.10. -- ISBN 978-7-122-46935-9

I. R917

中国国家版本馆CIP数据核字第20243KR199号

责任编辑:王 芳　　　　　　　文字编辑:丁 宁 朱 允
责任校对:宋 夏　　　　　　　装帧设计:王晓宇

出版发行:化学工业出版社
　　　　　(北京市东城区青年湖南街13号　邮政编码100011)
印　　装:北京科印技术咨询服务有限公司数码印刷分部
787mm×1092mm　1/16　印张5　字数107千字
2025年5月北京第1版第1次印刷

购书咨询:010-64518888　　　　　售后服务:010-64518899
网　　址:http://www.cip.com.cn
凡购买本书,如有缺损质量问题,本社销售中心负责调换。

定　　价:18.00元　　　　　　　　版权所有　违者必究

编写人员名单

主　编　赵伟杰（台州职业技术学院）
　　　　张　晶（台州职业技术学院）
　　　　王丹华（台州职业技术学院）
副主编　闫启东（台州职业技术学院）
　　　　杨珍珍（台州职业技术学院）
　　　　陈红云（台州职业技术学院）
参　编（排名不分先后）
　　　　何　菲（台州职业技术学院）
　　　　邓　叶（台州职业技术学院）
　　　　胡　倩（台州技师学院）
　　　　张宇佳（台州技师学院）

前言
PREFACE

"药物分析"是药学专业的一门专业核心课程。药物分析实训是该课程的重要组成部分。根据药学专业人才培养方案和"药物分析"课程教学标准，要求学生通过实训能够熟练掌握《中华人民共和国药典》（简称《中国药典》）常用的分析方法和实验技术，包括药物鉴别、检查和含量测定等的基本原理，同时，培养学生具备强烈的药物质量管理观念，并掌握一定的药物质量控制的仪器分析检测方法，具有独立设计和完成实训的技能。此外，通过实训塑造学生严谨的实验习惯、科学的态度以及基本的职业素养，为他们将来在药学领域的发展奠定坚实的基础。

本教材以学生自我驱动学习为核心特色，着重体现学生的主体性。以典型的职业岗位工作任务为基石，致力于培养学生在药品质量控制领域的专业能力和职业素养。教材内容根据岗位实际工作中的典型任务与流程进行精心编排，形成了一系列针对性强、实践性高的学习任务与实训环节。这一设计旨在引导学生主动探索，有效进行自主学习，其核心目的在于使学生掌握并熟悉药品质量控制领域的实际工作方法，以便未来能够胜任相关工作。

为了确保"药物分析"课程实训教学的有效实施，学生在实训前需要做好充分的预习工作。这包括明确实训的目标，并通过学前导学深入熟悉实训的具体内容和方法，理解实训背后的基本原理。此外，整个实训过程中，强调学生应具备严谨的科学态度，坚守实事求是的原则，对待实训工作力求精确无误，认真对待实训每一个环节。

本教材共三个模块，具体编写分工如下：模块一由张宇佳、胡倩编写；模块二由何菲、邓叶编写；模块三由赵伟杰、张晶、王丹华、闫启东、杨珍珍、陈红云编写。

由于编者专业水平、能力和经验所限，书中如有疏漏和不当之处，敬请读者批评指正！

编者

2024 年 8 月

目录
CONTENTS

模块一　药物分析实训的基础知识 ········· 001
单元一　药物分析实训安全知识 ········· 001
单元二　药物分析实训的一般知识 ········· 002
单元三　分析天平的使用与称量 ········· 003
单元四　滴定管、容量瓶和移液管的使用 ········· 006
单元五　有效数字和数值的修约及其运算 ········· 008

模块二　药物分析实训的基本方法 ········· 010
单元一　熔点测定法 ········· 010
单元二　旋光度测定法 ········· 012
单元三　相对密度测定法 ········· 014
单元四　溶出度测定法 ········· 016
单元五　薄层色谱法 ········· 020
单元六　紫外-可见分光光度法 ········· 021
单元七　红外分光光度法 ········· 025
单元八　高效液相色谱法 ········· 028

模块三　药物的检测与鉴别实训 ········· 032
实训一　药物的物理常数测定 ········· 032
实训二　药物的鉴别 ········· 037
实训三　葡萄糖的一般杂质检查 ········· 040
实训四　烟酸片的重量差异检查和溶出度测定 ········· 044
实训五　紫外-可见分光光度法测定维生素 B_{12} 注射液的含量 ········· 047
实训六　阿司匹林中游离水杨酸的检查 ········· 050
实训七　磺胺嘧啶红外光谱的识别 ········· 053
实训八　高效液相色谱法测定布洛芬片中布洛芬的含量 ········· 057

实训九　碘量法测定维生素 C 注射液的含量 …………………………………………… 060
实训十　高效液相色谱法测定黄体酮注射液的含量 …………………………………… 063
实训十一　甲硝唑片溶出度的检查 ……………………………………………………… 067
实训十二　注射用青霉素钠的含量测定 ………………………………………………… 070

参考文献 ………………………………………………………………………………… 074

单元一　药物分析实训安全知识

学生或外来工作人员在进入分析化学与药物分析实训室前，应向指导老师了解本实训室基本情况，掌握本实训室有关安全知识，懂得应急措施等。

一、实训室基本情况及实训室工作基本要求

进入实训室的人员：

（1）必须具备严谨的态度、良好的习惯和安全责任意识。

（2）需向指导老师了解实训室基本情况（①性质、功能、运行情况；②潜在危险；③可能出现的最严重的安全问题）。

（3）必须遵守实训室安全的有关规定。

（4）参加过有关部门组织的实训室安全教育及培训。

（5）掌握灭火器等消防设备的使用方法和放置地点。

（6）了解本实训室的逃生及疏散路线。

（7）离开实训室前，应检查水、电、气、门、窗等是否关闭。

（8）发现楼内任何地方有危害安全的人、事、物等，必须立即向有关人员反映，并做紧急处理。

（9）保持实训室整洁有序、清洁卫生。

（10）禁止在实训室留宿，禁止在实训室吸烟、进食、使用燃烧型蚊香，禁止将废弃试剂、药品及浓酸、浓碱或易燃、易爆、有毒物品倒入下水道及垃圾道。

（11）在实训室应穿工作服。

二、实训室基本安全知识

1. 实训室人员安全防护知识

（1）进入实训室前，应先熟悉实训室的安全防护要求、实训室常用灭火知识及工具、实训室所在楼层消防设备及逃生通道。

(2) 进入实训室要穿工作服，根据需求穿戴防护镜、手套等；禁止穿短裤、裙子、3cm 以上高跟鞋及拖鞋（实训室特殊要求换拖鞋除外）进入实训室。

(3) 禁止在实训室内堆放与实训无关的物品；禁止把无关人员带入实训室。

(4) 保持实训室台面整洁、地面干燥，及时清理废旧物品，保证通道通畅，便于实验室人员进出及紧急情况下逃生。

(5) 不得随意离开正在运行的仪器装置和正在操作的化学反应，不得单独进行危险实训。

2. 实训室防火安全知识

(1) 实训室预防火灾基本操作常识

① 实训室严禁用明火，定期检查加热设备状态。

② 严禁在开口容器或密闭体系中加热有机溶剂。

③ 金属钠、钾及其他金属试剂严禁与水接触，反应完后及时用醇类处理。

④ 不得在冰箱内储存低沸点溶剂，如：乙醚、丙酮、石油醚、苯等。

⑤ 不得在烘箱内存放、干燥、烘焙有机物，不能用烘箱直接烘烤用丙酮等低沸点溶剂洗过的玻璃仪器。

(2) 实训室常用灭火设备：沙箱、灭火毯、灭火器。

(3) 灭火方法

① 对在容器（如烧杯、烧瓶、漏斗等）中发生的局部小火，可用石棉网、表面皿或木块等盖灭。

② 有机溶剂在桌面或地面上蔓延燃烧时，可撒上细沙或用灭火毯扑灭。

③ 对钠、钾等金属着火，通常用干燥的细沙覆盖。严禁用水和 CCl_4 灭火器灭火，否则会导致猛烈的爆炸，也不能用 CO_2 灭火器。

④ 若衣服着火，立即脱除衣物。一股小火可用湿毛巾、灭火毯等包裹使火熄灭。

⑤ 在反应过程中，若因冲料、渗漏、油浴着火等引起反应体系着火，有效的扑灭方法是用几层灭火毯包住着火部位，隔绝空气使其熄灭，必要时使用灭火器。

3. 实训室电器使用安全知识

电源、插座功率要与需使用的仪器设备的功率相匹配；注意电器的使用寿命，寿命到了要及时更换；加热设备不能运转过夜；制冷设备及时清理进气口等。

单元二　药物分析实训的一般知识

一、容量分析仪器的洗涤

容量分析仪器使用前必须仔细洗净，洗净的仪器应内、外壁不挂水珠。洗涤容量分析仪器时，可用稀盐酸洗液浸泡或用合成洗涤剂洗涤，再用自来水冲洗干净，然后用蒸馏水多次润洗，一般润洗 3~5 次。也可根据具体情况用针对性的洗涤液清洗，例如，仪器内壁有残留的碳酸钙时，可用乙酸溶液或盐酸溶液进行清洗。

二、实训室常用洗液

常用的洗液有铬酸洗液、碱性高锰酸钾洗液、磷酸钠洗液、硝酸-过氧化氢洗液、强酸洗液和强碱洗液、有机溶剂等。使用时，首先用自来水冲洗器皿，除去残留有机物，沥干水分，再倒入少量洗液，转动器皿，使器皿内壁与洗液充分接触。若污染严重，也可先用温热的洗液浸泡一段时间，再行清洗。铬酸洗液应避免与有机溶剂接触，以免铬酸还原失效，同时应注意尽量除净待洗器皿中的水分，以免洗液遇水析出沉淀而失效。

单元三　分析天平的使用与称量

一、简述

（1）分析天平的感量为 0.1mg、0.01mg 或 0.001mg，分析天平用于比较精密的检验工作中的称量，如药品的含量测定、对照品的称量、滴定液的标定、微量水分的测定等。

（2）以杠杆原理构成的天平称为机械天平；以电磁力平衡原理直接显示质量读数的天平称为电子天平。

二、对天平室的要求

（1）天平室应靠近实训室，以便于实训操作；应远离震源，并防止气流和磁场的干扰。

（2）天平室应干燥、明亮，光线均匀、柔和，阳光不得直射在天平上。

（3）为便于天平的保养和保持环境的相对湿度，感量为 0.001mg 的天平，应单独放置。

（4）天平室的地面应不得起灰，墙壁和屋顶应平整，不得有脱落物。

（5）天平台以混凝土结构为好，台面应水平而光滑，一般用水磨石；天平台应牢固、防震，有合适的高度与宽度。

（6）天平室的温度应相对稳定，一般应控制在 10~30℃，保持恒温，相对湿度一般应在 70% 以下，室内应备有温度计和湿度计，一般采用空调和吸湿机调节温度和湿度，并保持天平内、外温度和湿度趋于一致。

（7）天平室的电源应相对稳定，电压变化要小。

（8）天平室内除存放与称量有关的物品外，不得存放其他物品，不得在天平室内转移具有腐蚀性或挥发性的液体和固体。

三、分析天平的使用

1. 使用前的准备

（1）根据称取物质的量和称量精度的要求，选择适宜精度的天平。要求精密称定时，若取样量大于 100mg，则选用感量为 0.1mg 的天平；若取样量为 10～100mg，则选用感量为 0.01mg 的天平；若取样量小于 10mg，则选用感量为 0.001mg 的天平。

（2）选择好适宜的天平后，在使用天平前，应检查该天平的使用登记记录情况，了解天平前一次的使用情况以及天平是否处于正常可用状态，并检查水准器内的气泡是否位于水准器的中心位置，否则应予调节，使天平处于水平状态。

（3）如天平处于正常可用状态，必要时用软毛刷将秤盘上的灰尘轻刷干净。

（4）称量前，应先调好零点。

（5）称量时，应根据称量需要选用大小适宜的称量瓶或称量管。

2. 机械分析天平的使用

（1）如为电光分析天平，须首先接通电源。

（2）关闭天平两侧门，轻轻转动开关手柄（具有锁定装置的开关，应轻轻拉出后再转动），使天平横梁落下，观察光屏上的法线或天平指针是否与标牌上的"0"处相重合。

（3）如法线或指针离"0"处不远，可轻轻调节零点微调旋钮使其重合。

（4）如法线或指针离"0"处较远，应关闭天平，根据法线或指针的偏离方向调节内部的平衡砣的位置，再开启天平。

（5）照上述方法调节，使法线或指针与"0"处重合，关闭天平。

（6）将被称物预先放置，使与天平室温度一致（过热、过冷物均不能放在天平内称量），先用台式天平称出被称物的大概质量，再开启天平侧门，将被称物置于秤盘的正中央。放入被称物时应戴手套或用带橡胶套的镊子夹取，不应直接用手接触。

（7）用砝码专用镊子将砝码放于砝码盘正中央，机械加码天平应轻轻转动砝码钮，选择合适的砝码，使其加于砝码横梁上。

（8）关闭天平两侧门，轻轻转动开关手柄，并仔细观察光屏上的法线或天平指针的摆动方向，一般若光屏右移，说明砝码太重，相反则砝码太轻，应立即关闭天平。

（9）根据光屏法线或天平指针的偏移方向决定加减砝码（切记：必须在天平关闭状态下进行！），直至天平处于平衡状态为止（光屏法线或天平指针处于天平标牌刻度范围内即可）。

（10）根据砝码的加入量和光屏法线或指针所处的位置，读取称量数据并记录。

（11）关闭天平，按放入时的要求取出被称物，从砝码盘上取下砝码并放回砝码盒，机械加码天平需轻轻转动砝码钮，使天平砝码盘空载。

（12）使用完毕，应在天平使用登记本上登记。登记内容应包括使用日期、被称量物名称、称量次数、使用时间、使用前后的天平状态、使用人等。

四、称量操作方法

1. 减量法

（1）将供试品放于称量瓶中（如为液体供试品，应放于液体称量瓶中），置于秤盘上，称得质量为 m_1，然后取出所需的供试品，再称剩余供试品和称量瓶，称得质量为 m_2，两次质量之差，即 m_1-m_2，为称取的供试品的质量。

（2）使用电子分析天平，打开天平后显示"0.0000"时，在秤盘上放入盛有供试品的称量瓶，记录质量 m_1，取下称量瓶，取出所需供试品后，再放入秤盘中，记录质量 m_2，m_1-m_2 即为称取的供试品的质量。

（3）减量法称量能够连续取若干份供试品，节省称量时间。

2. 增量法

（1）将称量瓶置于秤盘上，称得质量为 m_1，将需称量的供试品加入称量瓶中，再称量，质量为 m_2，两次质量之差，即 m_2-m_1，为称取的供试品的质量。

（2）使用电子分析天平，打开天平后显示"0.0000"时，在秤盘上放入称量瓶，称得质量为 m_1；如需除去称量瓶的质量，可按一下控制面板归零。将需称量的供试品直接置入称量瓶中，记录供试品与称量瓶的质量 m_2，m_2-m_1，即为称取的供试品的质量；如消除称量瓶质量后再称重，则显示的数值即为称取的供试品的质量。

（3）需称取准确质量的供试品，常采用增量法。

五、注意事项

（1）天平室空调的冷气/暖气，不宜直接吹入天平室，应由天花板隔离进风。

（2）分析天平不要放置在空调正下方。搬动过的分析天平必须校正至水平，并对天平的计量性能作全面检查，无误后才可使用。

（3）开启或关闭天平的动作应轻缓、仔细。开启或关闭天平时，要待指针（摆）在正中时，才能开或关。

（4）称量时，不要开动和使用前门，以防操作者呼出的热量、水汽和二氧化碳及气流影响称量。取放被称物体和砝码时，可使用两侧门，关门时应轻缓。

（5）砝码只允许用专用镊子夹取，绝不允许用手直接接触砝码；砝码只能放在砝码盒或秤盘上，绝不可放在其他任何地方；每一台天平只能使用其专用砝码。

（6）称量时，开始加的砝码，应约等于被称物体的质量，然后依次增减砝码，直至天平平衡为止。在天平接近平衡状态之前，不应将开关全部开启，只能谨慎地部分开启，以判断是否需要增减砝码；在向秤盘内增减供试品后，再开启天平时，也不应将天平全部开启，以判断应增添还是减少供试品。

（7）天平处在开启状态时，绝不可在秤盘上取放被称物或砝码，包括不能转动机械加码指数盘，以及开启天平的门。取放被称物及砝码必须在天平关闭时才能进行。

（8）称取吸湿性、挥发性或腐蚀性物品时，应将称量瓶盖紧后称量，且尽量快速称量，注意不要将被称物（特别是腐蚀性物品）洒落在秤盘或底板上；称量完毕，被称物应及时带离天平室。

（9）同一个试验应在同一台天平上进行称量，以免产生误差。称量完毕，应及时将所称供试品从天平内取出，把砝码放回砝码盒内；若为机械加码天平，应将指数盘转回到零位；关好天平门。

（10）电子分析天平不能称量有磁性或带静电的物体。

（11）Mettler AE 163型电子分析天平具有分度值0.1mg和0.01mg两挡，应根据实际需要选用。选择的范围通过调节最大载荷量来实现，当最大载荷为160g时，分度值为0.1mg；当最大载荷为30g时，分度值为0.01mg。

六、分析天平的维护与保养

（1）分析天平应按计量部门规定定期检定，并由专人保管，负责维护和保养。
（2）经常保持天平内部清洁，必要时用软毛刷或绸布抹净或用无水乙醇擦净。
（3）机械分析天平内应放置干燥剂，常用变色硅胶，应定期更换。

单元四　滴定管、容量瓶和移液管的使用

一、滴定管的使用

1. 洗涤

使用滴定管前先用自来水洗，再用少量蒸馏水淋洗2~3次，每次5~6mL，洗净后，管的内壁上不应附着液滴，如果有液滴需用肥皂水或洗液洗涤，再用自来水、蒸馏水依次洗涤，最后用少量滴定用的待装溶液洗涤两次，以免加入滴定管内的待装溶液被附于壁上的蒸馏水稀释而改变浓度。

2. 装液

将待装溶液加入滴定管中至刻度"0"以上，开启旋塞或挤压玻璃圆球，把滴定管下端的气泡逐出，然后把管内液面的位置调节到刻度"0"处。把滴定管下端的气泡逐出的方法是：如果为酸式滴定管，可使滴定管倾斜（但不要使溶液流出），开启旋塞，气泡就容易被流出的溶液逐出；如果为碱式滴定管，可把橡胶管稍向上弯，然后挤压玻璃圆球，气泡也可被逐出。

3. 读数

常用滴定管的容量为50mL，每一大格为1mL，每一小格为0.1mL，管中液面位置的读数可读到小数点后两位，如34.43mL。读数时，滴定管应保持垂直，视线应与

管内凹液面的最低点处保持水平,偏高或偏低都会带来误差。读数时,可以在滴定液体凹液面的后面衬一张白纸,以便于观察。

注意:滴定前、后均需记录读数。

4. 滴定

滴定开始前,先把悬挂在滴定管尖端的液滴除去,滴定时用左手控制阀门,右手持锥形瓶,并不断摇荡底部,使溶液混合均匀。将到滴定终点时,滴定速度要慢,最后要一滴一滴地滴入,防止过量,并且要用洗瓶挤少量水淋洗瓶壁,以免有残留的液滴未起反应。为了便于判断终点时指示剂颜色的变化,可把锥形瓶放在白色瓷板或白纸上观察。最后,必须待滴定管内液面完全稳定后,方可读数(在滴定刚完毕时,常有少量沾在滴定管壁上的溶液仍在继续下流)。

二、容量瓶的使用

1. 检漏

使用前检查瓶塞处是否漏水。具体操作方法是:在容量瓶内装入半瓶水,塞紧瓶塞,用右手食指顶住瓶塞,另一只手五指托住容量瓶底,将其倒立(瓶口朝下),观察容量瓶是否漏水。若不漏水,将瓶正立且将瓶塞旋转180°后,再次倒立,检查是否漏水,若两次操作,容量瓶瓶塞周围皆无水漏出,即表明容量瓶不漏水。经检查不漏水的容量瓶才能使用。

2. 洗涤

先用洗液洗,再用自来水冲洗,最后用蒸馏水洗涤干净(直至内壁不挂水珠为洗涤干净)。

3. 转移

把准确称量好的固体溶质放在烧杯中,用少量溶剂溶解,然后把溶液转移到容量瓶里。为保证溶质能全部转移到容量瓶中,要用溶剂多次洗涤烧杯,并把洗涤溶液全部转移到容量瓶里。转移时要用玻璃棒引流。方法是将玻璃棒一端靠在容量瓶颈内壁上,注意不要让玻璃棒其他部位触及容量瓶口,防止液体流到容量瓶外壁上。加入适量溶剂后,振摇,进行初混。

4. 定容

向容量瓶内加入的液体液面离标线0.5~1cm时,应改用滴管小心滴加,最后使液体的弯月面与标线正好相切。若加水超过刻度线,则需重新配制。

5. 摇匀

盖紧瓶塞,用倒转和摇动的方法使瓶内的液体混合均匀。静置后如果发现液面低于刻度线,这是因为容量瓶内极少量溶液在瓶颈处润湿所损耗,所以并不影响所配制溶液的浓度,故不要再向瓶内添水,否则将使所配制的溶液浓度降低。

三、移液管的使用

1. 洗涤

先用自来水洗涤，再用移液管吸取洗涤液；右手拿移液管上端合适位置，食指靠近管上口，中指和无名指张开握住移液管外侧，拇指在中指和无名指中间位置握在移液管内侧，小指自然放松；左手拿洗耳球，尖口向下，排出球内空气，将吸耳球尖口插入或紧接在移液管上口，注意不能漏气。慢慢松开左手手指，将洗涤液慢慢吸入管内，直至刻度线以上部分，移开吸耳球，迅速用右手示指堵住移液管上口，等待片刻后，将洗涤液放回原瓶；最后用自来水冲洗移液管内、外壁至不挂水珠，再用蒸馏水洗涤3次，控干水备用。

2. 装液

待吸溶液润洗：摇匀待吸溶液，将待吸溶液倒于一洗净干燥的小烧杯中，将清洗过的移液管尖端内外的水分吸干；插入小烧杯中吸取溶液，当吸至移液管容量的1/3时，立即用示指按住管口，取出，横持并转动移液管，使溶液流遍全管内壁，后将溶液从下端尖口处排入废液杯内；如此操作，润洗3～4次后即可吸取溶液。

单元五 有效数字和数值的修约及其运算

一、有效数字

任何一种测定，其准确度都有一定的限度。测量值的记录，必须与测量的准确度相符合。在分析工作中实际能测量到的数字我们称之为有效数字。记录有效数字时，规定只允许数的末位欠准，而且只能上下差1。例如：用50mL量筒量取25mL溶液，应记成25mL，取两位有效数字，因为末位上的5已可能有±1mL的误差。使用25mL移液管量取25mL溶液，应记成25.00mL，取四位有效数字，因为在小数点后第二位上的0才可能有±0.01mL的误差。在分析天平上称取0.2022g，就是0.2022g±0.0001g。

记录测量值时，一般只保留一位可疑值。记录的位数超过恰当的有效数字的位数，不仅不能提高测量值的实际可靠性，反而给运算带来许多麻烦。

在0到9这十个数字中，只有0既可以是有效数字，也可以是只作定位用的无效数字。例如：在数据0.05060g中，5后面的两个0都是有效数字，而5前面的两个0则都不是，它们只表明这个质量小于十分之一克，所以0.05060g是四位有效数字。

很小的数，用0定位不便，可以用10的方次表示。例如：0.05060g可写成5.060×10^{-2}g，仍然是四位有效数字。习惯上小数点前只留一位整数，很大的数也采用这种表示方法。例如：25001，若保留三位有效数字则可以写成2.50×10^4。首位为8或9的数据，有效数字可多计一位。例如，86g可以认为是三位有效数字。

pH、lg$k$ 等对数数值，其有效数字的位数仅取决于小数部分数字的位数，因为整数部分只代表原值的方次。例如，pH＝8.02 的有效数字应为两位。

二、数值的修约规则

在数据处理过程中，各测量值的有效数字位数可能不同。在运算时，按一定规则舍弃多余的位数，不但可以节省时间，而且可以避免计算误差。按运算法则确定有效位数后，舍弃多余的位数，称为数值的修约。其基本原则如下：

(1) 四舍六入五留双。该规则规定：测量值中被修约的那个数等于或小于 4 时舍弃，等于或大于 6 时，进位。等于 5 时（5 后无数），若进位后测量值的末位数成偶数，则进位；成奇数，则舍弃。若 5 后还有数，说明修约数比 5 大，宜进位。

(2) 只允许对原测量值一次修约至所需位数，不能分次修约。例如将 2.15491 修约为三位数，只能为 2.15，不能先修约成 2.155 再修约成 2.16。

(3) 运算过程中，为了减少舍入误差，可多保留一位有效数字（不修约），在算出结果后，再按运算法则，将结果修约至应有的有效数字位数。特别在运算步骤长，涉及数据多的情况下，尤其需要。

(4) 在修约标准偏差值或其他表示不确定度时，修约的结果应使准确度的估计值变得更差一些。例如 S＝0.213，若取两位有效数字，宜修约为 0.2，取一位为 0.30 在进行统计检验时，S 值等应多留 1～2 位数字参加运算，计算所得的统计量可多保留 1 位数字与临界值比较，以避免因数字修约而造成错误。

三、运算法则

在计算分析结果时，每个测量值的误差都要传递到结果中。必须根据误差传递规律，按有效数字运算法则，合理取舍，才不致影响结果准确度的表达。

在做数学运算时，有效数字的处理，加减法与乘除法不同。做加减法是各数值绝对误差的传递，所以结果的绝对误差必须与各数中绝对误差最大的那个相当。通常为了便于计算，可按照小数点后位数最少的那个数保留其他各数的位数，然后再相加减。

单元一　熔点测定法

一、原理概述

熔点是指一种物质按照规定的方法测定,由固相熔化成液相(有时会伴随分解)时的温度范围,是物质的一种物理常数。依法测定熔点,可以鉴别药物,也可以检查药物的纯杂程度。根据被测物质的不同性质,《中国药典》四部通则"熔点测定法"项下列有3种不同的测定方法:第一法,用于测定易粉碎的固体药品;第二法,用于测定不易粉碎的固体药品(如脂肪、脂肪酸、石蜡、羊毛脂等);第三法,用于测定凡士林及其他类似物质。各品种项下明确规定应选用的方法;在品种项下未注明方法时,均系指采用第一法。

熔点测定的原理基于物质的熔化和凝固过程中的热力学变化。当温度升高,物质的分子或离子从固态变为液态,吸收热量。而当温度下降,物质的分子或离子从液态变为固态,释放热量。在熔点测定中,液体热量计用于测量物质在加热或冷却过程中吸收或释放的热量,从而确定熔点温度。

二、仪器

包括熔点测定仪、温度计和毛细管。

熔点测定仪由加热用容器和搅拌器组成。温度计为具有0.5刻度的分浸型温度计,应经熔点测定用标准品校正,其分浸线的高度宜在50~80mm,温度计的汞球宜短,汞球的直径宜与温度计柱身的粗细接近。毛细管是用洁净的中性硬质玻璃管制成,内径为0.9~1.1mm,壁厚为0.10~0.15mm,分割长度9cm以上;当所用温度计浸入传温液在6cm以上时,管长应适当增加,使露出液面3cm以上。最好将两端熔封,临用时再锯开其一端(用于第一法)或两端(用于第二法),以保证毛细管内洁净干燥。

三、测定方法

(1)第一法　测定易粉碎的固体药品。

取供试品适量，研成细粉，除另有规定外，应按照品种项下干燥失重的条件进行干燥。若供试品不检查干燥失重、熔点范围低限在135℃以上且受热不分解，可采用105℃干燥；熔点在135℃以下或受热分解的供试品，可在五氧化二磷干燥器中干燥过夜或用其他适宜的干燥方法干燥，如恒温减压干燥。

分取供试品适量，置熔点测定用毛细管中，轻击管壁或借助长短适宜的洁净玻璃管，垂直放在表面皿或其他适宜的硬质物体上，将毛细管自上口放入使自由落下，反复数次，使粉末紧密集结在毛细管的熔封端。装入供试品的高度为3mm。另将玻璃温度计放入盛装传温液的容器中，使温度计汞球部的底端与容器的底部距离2.5cm以上（用内加热的容器，温度计汞球与加热器上表面距离2.5cm以上）；加入传温液以使传温液受热后的液面适在温度计的分浸线处。将传温液加热，待温度上升至较规定的熔点低限约低10℃时，将装有供试品的毛细管浸入传温液，贴附在温度计上，位置须使毛细管的内容物部分适在温度计测量区中部；继续加热，调节升温速率为每分钟上升1.0~1.5℃，加热时须不断搅拌使传温液温度保持均匀，记录供试品在初熔至终熔时的温度，重复测定3次，取其平均值，即得。

（2）第二法　测定不易粉碎的固体药品。

取供试品，注意用尽可能低的温度熔融后，吸入两端开口的毛细管（同第一法，但管端不熔封）中，使高达约10mm。在10℃或10℃以下的冷处静置24h，或置冰上放冷不少于2h，凝固后用橡皮圈将毛细管紧缚在温度计上，使毛细管的内容物部分适在温度计汞球中部。照第一法将毛细管连同温度计浸入传温液中，供试品的上端应适在传温液液面下约10mm处；小心加热，待温度上升至比规定的熔点低限尚低约5℃时，调节升温速率使每分钟上升不超过0.5℃，至供试品在毛细管中开始上升时，检读温度计上显示的温度，即得。

（3）第三法　测定凡士林或其他类似物质。

具体操作与要求参阅《中国药典》四部通则。

（4）结果判定　经修约后的初熔、终熔或分解突变时的温度均在各品种"熔点"项下规定的范围以内时，判为符合规定。但如有下列情况之一者，即判为不符合规定：①初熔温度低于规定范围的低限；②终熔温度超过规定范围的高限；③分解点或熔点温度处于规定范围之外；④初熔前出现严重的"发毛""收缩""软化""出汗"现象，且其过程较长，并与正常的该供试品作对照比较后有明显的差异者。

四、注意事项

（1）测定熔融同时分解的供试品时，采用第一法，注意调节升温速率，使每分钟上升2.5~3.0℃。

（2）供试品开始局部液化时或开始产生气泡时的温度作为初熔温度；供试品固相消失全部液化时的温度作为终熔温度。遇有固相消失不明显时，应以供试品分解物开始膨胀上升时的温度作为终熔温度。某些供试品无法分辨其初熔、终熔时，可以将其发生突变时的温度作为熔点。

（3）温度计应该用"熔点标准品"进行校正。

(4) 熔点的温度应估读到 0.1℃，并记录突变时或不正常的现象。至少重复测定 3 次，3 次读数的极差不大于 0.5℃且不在规定范围边缘时，可取 3 次的均值加上温度计的校正值后作为熔点测定的结果。如 3 次读数的极差为 0.5℃以上时，或在规定范围边缘时，可再重复测定两次，并取 5 次的均值加上温度计的校正值后作为熔点的测定结果。

(5) 测定结果的数据应按修约间隔为 0.5 进行修约，即 0.1~0.2℃舍去，0.3~0.7℃修约为 0.5℃，0.8~0.9℃进为 1℃；并以修约后的数据报告。但当标准规定的熔点范围，其有效数字的定位为个位数时，则其测定结果的数据应按修约间隔为 1 进行修约，即一次修约到标准规定的个位数。

(6) 对于传温液的选择，当药物熔点在 80℃以下，选用水，用前应先加热至沸腾使脱气，并放冷；当药物熔点在 80℃以上，选用硅油或液体石蜡。硅油或液体石蜡经长期使用后，黏度增大而不易搅拌均匀，或色泽变深而影响熔融过程观察，应过滤或更换。

(7) 熔点标准品应在规定条件下干燥，并置合适干燥器中避光保存备用。

单元二　旋光度测定法

一、原理简述

旋光度测定是一种常见的物理化学检验方法，用于测定化合物的旋光性质。旋光性质是指化合物对偏振光的旋转作用，通常用旋光度来表示。旋光度测定的原理是基于光学旋光现象和偏振光的特性。

光学旋光现象是指某些化合物在光线通过时，会使光线的偏振面发生旋转。这种旋转是由化合物分子的手性结构所引起的。手性结构是指分子的镜像对称体不能重合的性质。手性分子的旋光性质是由它们的分子结构中存在手性中心或手性轴而产生的。

偏振光是指在光线传播过程中，只有一个方向的电场振动方向。偏振光可以通过偏振片来产生，偏振片只允许一个方向的电场振动通过，而将另一个方向的电场振动滤除。偏振片可以用来检测旋光现象。

旋光度测定的原理是利用偏振光通过旋光样品后，偏振面的旋转角度来计算旋光度。实训中，首先需要将偏振片调整到一个特定的角度，使得透过偏振片的光线为偏振光。然后将旋光样品放置在偏振片和检偏器之间，使得偏振光通过旋光样品后，偏振面发生旋转。最后，通过检偏器测量偏振面旋转的角度，即可计算出旋光度。

旋光度的计算公式为：$\alpha = l \times C_0 / C$，其中 α 为旋光度，l 为旋光样品的长度，C_0 为旋光样品的旋光度，C 为旋光样品的浓度。旋光度的单位为度或弧度。

旋光度测定是一种简单、快速、准确的实训方法，对于研究手性化合物的性质和应用具有重要的意义。

二、测定方法

(1) 零点的校正　将测定管用供试品所用溶剂冲洗数次，缓缓注入适量溶剂，排尽气泡，小心盖上玻璃片、橡皮圈和螺旋盖，擦干，置于旋光计样品室中，校正零点或测定零点，反复操作3次，取其平均值为空白值。

(2) 供试液的测定　按该品种项下规定的方法配制供试品溶液，调节溶液至规定的温度±0.5℃，将测定管用供试液冲洗数次，缓缓注入供试液适量，注意勿使产生气泡，同校正零点时的操作，置于旋光计样品室中检测读数，即得供试液的旋光度。反复操作3次，取其平均值，按下列公式计算，即得供试品的比旋度。

(3) 结果计算

液体供试品
$$[\alpha]_D^t = \frac{\alpha}{ld}$$

固体供试品
$$[\alpha]_D^t = \frac{100\alpha}{lc}$$

式中，$[\alpha]$ 为比旋度；D 为钠光谱的 D 线；t 为测定时温度，℃；l 为旋光管的长度，dm；d 为液体的相对密度；α 为测得的旋光度；c 为每 100mL 溶液中含有被测物质的重量（按干燥品或无水物计算），g。

(4) 结果判断　如果比旋度计算结果在规定的范围内，则该项检查判为"符合规定"。

三、注意事项

① 测定旋光度时，用读数至 0.01°并经过检定的旋光计。可用标准石英旋光管进行检定，其读数误差应符合规定。

② 每次测定前应以溶剂做空白校正，测定后再校正一次，以确定在测定时零点有无变动，如第二次校正时，发现零点有变动，则应重新测定旋光度。

③ 供试的液体或固体物质的溶液应充分溶解，供试液应澄清。混浊或含有混悬小颗粒的供试品应过滤后再测定。

④ 测定管上的橡皮圈注意经常更换，老化后易漏溶液，在测定时注意测定管中不应有气泡，否则影响测定的准确度。

⑤ 当已知供试品具有外消旋作用或旋光转化现象，则应相应地采取措施，对样品制备的时间以及将溶液装入旋光管的间隔测定时间进行规定。

【实例】氯霉素的比旋度测定

取本品，精密称定，加无水乙醇溶解并定量稀释成每 1mL 中约含 50mg 的溶液，依法测定（通则 0621），比旋度为 +18.5°～+21.5°（《中国药典》2020 年版）。

实训数据：精密称取经干燥的氯霉素 5.4592g，置 100mL 容量瓶中，加无水乙醇溶解并稀释至刻度。用 2dm 测定管于 20℃测得旋光度为 +2.3°。

$$[\alpha]_D^{20} = \frac{100\alpha}{lc} = \frac{100 \times 2.3}{5.4592 \times 2} = 21.1°$$

结果判断：本品的比旋度符合规定（规定：+18.5°～+21.5°）。

单元三 相对密度测定法

一、简述

（1）相对密度系指在相同的温度、压力条件下，某物质的密度与参考物质（水）的密度之比。通常用 $d_{t_2}^{t_1}$ 表示，除另有规定外，均指 20℃时的此值，即 d_{20}^{20}。

（2）组成一定的药品具有一定的相对密度，当其组分或纯度变更，相对密度亦随之改变。因此，测定相对密度，可以鉴别或检查药品的纯杂程度。

（3）相对密度测定法有两种，即比重瓶法和韦氏比重秤法。一般用比重瓶法，采用此法时的环境（指比重瓶和天平的放置环境）温度应略低于 20℃或各品种项下规定的温度。测定易挥发液体的相对密度时，宜采用韦氏比重秤法。

二、仪器与用具

1. 比重瓶

常用规格有容量为 5mL、10mL、25mL 或 50mL 的比重瓶或附温度计的比重瓶（见《中国药典》2020 年版四部通则 0601 附图）。测定使用的比重瓶必须洁净、干燥。

2. 韦氏比重秤

由玻璃锤、横梁、支柱、砝码与玻璃筒五部分构成（见《中国药典》2020 年版四部通则 0601 附图）。根据玻璃锤体积大小，分为 20℃时相对密度为 1 和 4℃时相对密度为 1 的韦氏比重秤。

3. 恒温水浴

水应为新沸过的冷却纯化水。

三、操作方法

1. 比重瓶法

（1）比重瓶重量的称定 将比重瓶洗净并干燥，称定其重量，准确至毫克（mg）数。

（2）供试品重量的测定 取上述已称定重量的比重瓶，装满供试品（温度应低于 20℃或各品种项下规定的温度）后，插入中心有毛细孔的瓶塞，用滤纸将从塞孔溢出的液体擦干，置 20℃（或各品种项下规定的温度）的恒温水浴中，放置若干分钟，随着供试液温度的上升，过多的液体不断从塞孔溢出，随时用滤纸将瓶塞顶端擦干，待液体不再由塞孔溢出（此现象意味着温度已平衡），迅速将比重瓶自水浴中取出，再用滤纸擦干瓶壁外的水，迅速称定重量准确至毫克（mg）数。减去比重瓶的重量，即得供试品重量。

(3) 水重量的测定　按上述求得供试品重量后，将比重瓶中的供试品倾去，洗净比重瓶，装满新沸过的冷水，再照供试品重量的测定法测定同一温度时水的重量。

(4) 采用带温度计的比重瓶时，应在装满供试品（温度低于20℃或各品种项下规定的温度）后插入温度计（瓶中应无气泡），置20℃（或各品种项下规定的温度）的恒温水浴中放置若干分钟，使内容物的温度达到20℃（或各品种项下规定的温度），用滤纸擦去溢出侧管的液体，待液体不再由侧管溢出，立即盖上罩。将比重瓶自水浴中取出，用滤纸擦干瓶壁外的水，迅速称定重量准确至毫克（mg）数，减去比重瓶的重量，即得供试品重量。

2. 韦氏比重秤法

(1) 韦氏比重秤法的测定原理　根据阿基米德定律，一定体积的物体（如比重秤的玻璃锤），在不同液体中所受的浮力与该液体的相对密度成正比。

(2) 仪器的调整　将20℃时相对密度为1的韦氏比重秤，安放在操作台上，放松调节器螺丝，将托架升至适当高度后拧紧螺丝，横梁置于托架玛瑙刀座上，将等重游码挂在横梁右端的小钩上，调整水平调整螺丝，使指针与支架左上方另一指针对准即为平衡，将等重游码取下，换上玻璃锤，此时必须保持平衡（允许有±0.005的误差），否则应予校正。

(3) 用水校准　取洁净的玻璃圆筒用新沸过的冷水装至八分满，置20℃（或各品种项下规定的温度）的水浴中，搅动玻璃圆筒内的水，调节温度至20℃（或各品种项下规定度），将悬于秤端的玻璃锤浸入圆筒内的水中，秤臂右端悬挂游码于1.0000处，调节秤臂左端平衡用螺丝使平衡。

(4) 供试品的测定　将玻璃圆筒内的水倾去，拭干，装入供试液至相同的高度，并用上述相同的方法调节温度后，再把拭干的玻璃锤沉入供试液中，调节秤臂上游码的数量与位置使平衡，读取数值至小数点后4位，即为供试品的相对密度。如使用4℃时相对密度为1的比重秤测定20℃时供试品的相对密度，则用水校准时的游码应悬挂于0.9982处，并应将供试品在20℃测得的数值除以0.9982。如测定温度为其他温度时，则用水校准时的游码应悬挂于该温度水的相对密度处，并应将在该温度测得的数值除以该温度水的相对密度。

四、注意事项

(1) 当室温高于20℃或各品种项下规定的温度时，必须设法调节环境温度至略低于规定的温度。否则，易造成虽经规定温度下平衡的比重瓶内的液体在称重过程中因环境温度高于规定温度而膨胀外溢，从而导致误差。

(2) 韦氏比重秤法

① 韦氏比重秤应安装在固定平放的操作台上，避免受热、冷、气流及震动的影响。

② 玻璃圆筒应洁净，在装水及供试液时的高度应一致，使玻璃锤沉入液面的深度前后一致。

③ 玻璃锤应全部浸入液体内口。

五、记录与计算

（1）比重瓶法的记录与计算　应记录测定用比重瓶类型、天平型号、测定温度、室温、各项称量数据等。其计算公式为：

$$供试品的相对密度 = \frac{供试品重量}{水重量}$$

（2）计算举例　苯甲醇相对密度的测定

天平（Mettler AE-200），附温度计比重瓶，测定温度（t）20℃，室温19℃。

比重瓶重+供试品重　　　31.999（g）

$\frac{比重瓶重}{供试品重}$　　　$\frac{21.597（g）}{10.402（g）}$　　　比重瓶+水重　　　31.530（g）

$\frac{比重瓶重}{水重}$　　　$\frac{21.597（g）}{9.933（g）}$

计算：苯甲醇相对密度的测定 $= \frac{10.402}{9.933} = 1.047$

判断：符合规定（规定应为1.043～1.049）。

（3）韦氏比重秤的记录　应记录测定温度、韦氏比重秤的型号、读取数值等。

六、报告格式

检验项目	标准规定	检验结果	单项判定
相对密度	1.043～1.049	1.047	符合规定

——本规程依据《中国药典》2020年版四部通则0601相对密度测定法制定

单元四　溶出度测定法

溶出度系指活性药物从片剂、胶囊剂或颗粒剂等普通制剂在规定条件下溶出的速率和程度，在缓释制剂、控释制剂、肠溶制剂及透皮贴剂等制剂中也称释放度。根据溶剂和溶质之间的化学性质和物理性质，利用物质物理性质、化学性质和溶剂的温度来确定溶剂吸收的量。

片剂等口服固体制剂服用后，在胃肠道要经过崩解、溶解，才能被机体所吸收产生药效，崩解是药物溶出的前提，但由于受辅料、工艺条件的影响，崩解以后药物溶出的速度仍然会有差别。

有些易溶性的药物也会因制剂的处方和生产工艺的不同而导致药物的溶出有很大差异，甚至同一厂家不同批号的产品之间也存在着这种差异，这将对其疗效和生物利用度产生不良的影响。

溶出度是评价药物口服固体制剂质量的一个指标，溶出度测定法是一种模拟口服固体制剂在胃肠道中崩解和溶出的体外简易试验方法。

释放度是模拟体内消化道条件，用规定的仪器，在规定的温度、介质、搅拌速率等条件下，对以上制剂进行药物释放速率试验，用以监测产品的生产工艺，以达到控制产品质量的目的。

凡检查溶出度与释放度的制剂，不再进行崩解时限的检查。

《中国药典》收载有七种测定方法，第一法（篮法）、第二法（桨法）、第三法（小杯法）、第四法（桨碟法）、第五法（转筒法）、第六法（流池法）、第七法（往复筒法）。

一、第一法（篮法）

(1) 转篮　分篮体与篮轴两部分，均为不锈钢或其他惰性材料制成，其形状尺寸如图 2-1 所示。篮体 A 由方孔筛网（丝径为 0.28mm±0.03mm，网孔为 0.04mm±0.04mm）制成，呈圆柱形，转篮内径为 20.2mm±1.0mm，上下两端都有封边。篮轴 B 的直径为 9.75mm±0.35mm，轴的末端连一圆盘，作为转篮的盖；盖上有一通气孔（孔径为 2.0mm±0.5mm）；盖边系两层，上层直径与转篮外径相同，下层直径与转篮内径相同；盖上的 3 个弹簧片与中心呈 120°角。

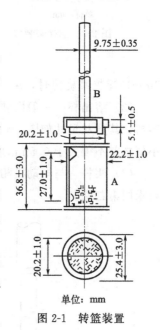

图 2-1　转篮装置

(2) 溶出杯　一般由硬质玻璃或其他惰性材料制成的底部为半球形的 1000mL 杯状容器，内径为 102mm±4mm（圆柱部分内径最大值和内径最小值之差不得大于 0.5mm），高为 185mm±25mm；溶出杯配有适宜的盖子，盖上有适当的孔，中心孔为篮轴的位置，其他孔供取样或测量温度用。溶出杯置恒温水浴或其他适当的加热装置中。

(3) 篮轴　与电动机相连，由速度调节装置控制电动机的转速，使篮轴的转速在各品种项下规定转速的±4%范围之内。运转时整套装置应保持平稳，均不能产生明显的晃动或振动（包括装置所处的环境）。转篮旋转时，篮轴与溶出杯的垂直轴在任一点的偏离均不得大于 2mm，转篮下缘的摆动幅度不得偏离轴心 1.0mm。

(4) 仪器一般配有 6 套以上测定装置。

二、第二法（桨法）

除将转篮换成搅拌桨外，其他装置和要求与第一法相同。搅拌桨的下端及桨叶部分

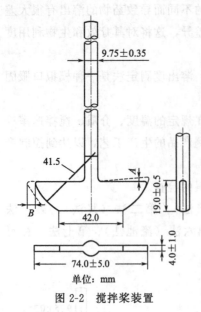

图 2-2 搅拌桨装置

可涂适当的惰性材料（如聚四氟乙烯），其形状尺寸如图 2-2 所示。桨杆对称度（即桨轴左侧距桨叶左边缘距离与桨轴右侧距桨叶右边缘距离之差）不得超过 0.5mm，桨轴和桨叶垂直度 90°±0.2°；桨杆旋转时，桨轴与溶出杯的垂直轴在任一点的偏差均不得大于 2mm；搅拌桨旋转时 A、B 两点的摆动幅度不得超过 0.5mm。

三、第三法（小杯法）

（1）搅拌桨　形状尺寸如图 2-3 所示。桨杆上部直径为 9.75mm±0.35mm，桨杆下部直径为 6.0mm±0.2mm；桨杆对称度（即桨轴左侧距桨叶左边缘距离与桨轴右侧距桨叶右边缘距离之差）不得超过 0.5mm，桨轴和桨叶垂直度 90°±0.2°；桨杆旋转时，桨轴与溶出杯的垂直轴在任一点的偏差均不得大于 2mm；搅拌桨旋转时，A、B 两点的摆动幅度不得超过 0.5mm。

（2）溶出杯　一般由硬质玻璃或其他惰性材料制成的底部为半球形的 250mL 杯状容器，其形状尺寸如图 2-4 所示。内径为 62mm±3mm（圆柱部分内径最大值和内径最小值之差不得大于 0.5mm），高为 126mm±6mm，其他要求同第一法（2）。

（3）桨杆　与电动机相连，转速应在各品种项下规定转速的 ±4% 范围之内。其他要求同第二法。

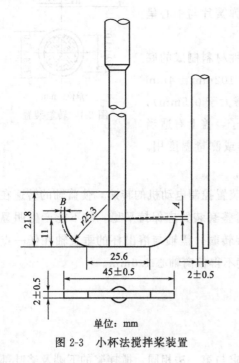

图 2-3 小杯法搅拌桨装置

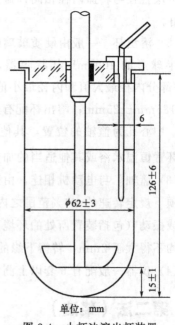

图 2-4 小杯法溶出杯装置

四、第四法（桨碟法）

方法 1　搅拌桨、溶出杯按第二法，溶出杯中放入用于放置贴片的不锈钢网碟（图 2-5）。网碟装置见图 2-6。

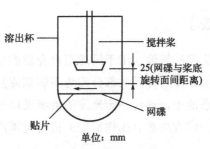

图 2-5　桨碟法方法 1 装置

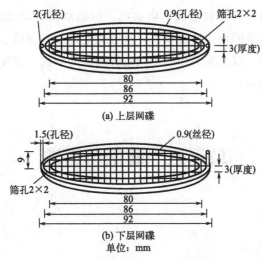

图 2-6　桨碟法方法 1 网碟装置

方法 2　除将方法 1 的网碟换成图 2-7 所示的网碟外，其他装置和要求与方法 1 相同。

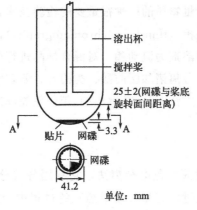

图 2-7　桨碟法方法 2 装置

五、第五法（转筒法）

溶出杯按第二法，但搅拌桨另用不锈钢转筒装置替代。组成搅拌装置的杆和转筒均由不锈钢制成。

六、第六法（流池法）

流池法装置由溶出介质的贮液池、用于输送溶出介质的泵、流通池和保持溶出介质温度的恒温水浴组成，接触介质与样品的部分均为不锈钢或其他惰性材料制成。其工作原理是将药物样品置于流通池中，通过一定速度的溶液循环与样品接触，以模拟体内药物在胃肠道中的释放过程。该方法具有操作简便、适用范围广等优点。

七、第七法（往复筒法）

往复筒法装置由溶出杯、往复筒、电动机、恒温水浴或其他适当的加热装置等组成。往复筒法特点：所处的溶出介质体系，能够方便地改变介质 pH 值、组成、离子强度、黏度、搅拌速度等，以此来模拟制剂通过胃肠道的释放，这使得往复筒法拥有传统溶出方法所不具备的特点。

单元五　薄层色谱法

一、概述

薄层色谱（TLC）法系将适宜的固定相涂布于玻璃板、塑料或铝基片上，成一均匀薄层，待点样、展开后，根据比移值（R_f）与适宜的对照物按同法所得的色谱图的比移值（R_f）作对比，用以进行药品的鉴别、杂质检查或含量测定的方法。薄层色谱法是快速分离和定性分析少量物质的一种很重要的检验技术，也用于跟踪反应进程。

薄层色谱，或称薄层层析（thin-layer chromatography），是以涂布于支持板上的支持物作为固定相，以合适的溶剂为流动相，对混合样品进行分离、鉴定和定量的一种层析分离技术。这是一种快速分离诸如脂肪酸、类固醇、氨基酸、核苷酸、生物碱及其他多种物质的特别有效的层析方法，从 20 世纪 50 年代发展起来至今，仍被广泛采用。

二、基本原理

薄层色谱法是一种吸附薄层色谱分离法，它利用各成分对同一吸附剂吸附能力不同，使在流动相（溶剂）流过固定相（吸附剂）的过程中，连续地产生吸附、解吸附、再吸附、再解吸附，从而达到各成分互相分离的目的。

薄层层析可根据作为固定相的支持物不同，分为薄层吸附层析（吸附剂）、薄层分配层析（纤维素）、薄层离子交换层析（离子交换剂）、薄层凝胶层析（分子筛凝胶）等。一般应用较多的是以吸附剂为固定相的薄层吸附层析。

吸附是表面的一个重要性质。任何两个相都可以形成表面，吸附就是其中一个相的物质或溶解于其中的溶质在此表面上的密集现象。在固体与气体之间、固体与液体之间、吸附液体与气体之间的表面上，都可能发生吸附现象。

物质分子之所以能在固体表面停留，是因为固体表面的分子（离子或原子）和固体内部分子所受的吸引力不相等。在固体内部，分子之间相互作用的力是对称的，其力场互相抵消。而处于固体表面的分子所受的力是不对称的，向内的一面受到固体内部分子的作用力大，而表面层所受的作用力小，因而气体或溶质分子在运动中遇到固体表面时受到这种剩余力的影响，就会被吸引而停留下来。吸附过程是可逆的，被吸附物在一定条件下可以解吸出来。在单位时间内被吸附于吸附剂的某一表面积上的分子和同一单位时间内离开此表面的分子之间可以建立动态平衡，称为吸附平衡。吸附层析过程就是不断地产生平衡与不平衡、吸附与解吸附的动态平衡过程。例如用硅胶和氧化铝作支持剂，其主要原理是吸附力与分配系数的不同，使混合物得以分离。当溶剂沿着吸附剂移动时，带着样品中的各组分一起移动，同时发生连续吸附与解吸附作用以及反复分配作用。由于各组分在溶剂中的溶解度不同，以及吸附剂对它们的吸附能力的差异，最终将混合物分离成一系列斑点。如作为标准的化合物在层析薄板上一起展开，则可以根据这些已知化合物的 R_f 对各斑点的组分进行鉴定，同时也可以进一步采用某些方法加以定量。

三、比移值

比移值（R_f）指溶质移动的距离（a）与溶液移动的距离（b）之比，即 $R_f = a/b$，表示物质移动的相对距离。各种物质的 R_f 随要分离化合物的结构、滤纸或薄层板的种类、溶剂、温度等不同而不同，但在条件固定的情况下，R_f 对每一种化合物来说是一个特定数值。

单元六　紫外-可见分光光度法

一、基本原理

光是一种电磁波，具有波动性和粒子性，它具有能量（E）。

$$E = h\upsilon = \frac{hc}{\lambda}$$

式中　E——光子的能量，eV；

h——普朗克常数，6.626×10^{-34} J·s；

υ——频率，Hz；

c——光速，真空中约为 3×10^{10} cm/s；

λ——波长，nm。

光分为单色光和复色光，白光都是复色光。如果把适当颜色的两种光按一定强度比例混合，也可成为白光，这两种颜色的光称为互补色光。

1. 物质对光选择性吸收

物质的颜色是基于物质对光有选择性吸收的结果，物质呈现的颜色则是被物体吸收光的互补色光。由于各种分子运动所处的能级和产生能级跃迁时都是量子化的，因此在分子运动产生能级跃迁时，只能吸收分子运动相对应的特定效率（或波长）的光能，而不同物质分子内部结构不同，分子的能级也是千差万别，各种能级之间的间隔也互不相同，因此决定了物质对不同波长光的选择性吸收。

2. 光的吸收定律

（1）朗伯-比尔定律 当一束平行的单色光垂直照射到一定浓度的均匀透明溶液时，入射光被溶液吸收的程度与溶液厚度的关系如下式所示：

$$\lg \frac{I_0}{I_t} = Kbc$$

式中 $\lg \dfrac{I_0}{I_t}$——光线通过溶液时，被吸收的程度，通常用 A 表示，称为吸光度；

b——溶液液层厚度，或称光程长度；

K——比例常数，它与入射光波长和物质性质有关，而与光强度、溶液浓度及溶液厚度无关，其物理意义是单位浓度的溶液液层厚度为 1cm 时，在一定波长下测得的吸光度；

c——溶液浓度。

按吸光度定义，上式也可写为：

$$A = kbc$$

朗伯-比尔定律也称为光的吸收定律。朗伯定律是说明光的吸收与吸收层厚度成正比；比尔定律是说明光的吸收与溶液浓度成正比；如果同时考虑吸收层厚度和溶液的浓度对单色光吸收率的影响，则得朗伯-比尔定律。它是吸光度分析的理论基础。

透过光强度 I_t 与入射光强度 I_0 之比称为透射比（亦称透光率或透光度），用 T 表示。

$$T = \frac{I_0}{I_t}$$

透射比的倒数的对数为吸光度。

$$A = \lg \frac{I_0}{I_t} = \lg \frac{1}{T}$$

朗伯-比尔定律应用的条件：一是必须使用单色光；二是吸收发生在均匀的介质中；三是吸收过程中，吸收物质相互不发生作用。

(2) 吸光度的加和性　在多组分的体系中，在某一波长下，如果各种对光有吸收的物质之间没有相互作用，则体系在该波长的总吸光度等于各组分吸光度的和，即吸光度具有加和性，称为吸光度加和性原理，可表示如下：$A_总 = A_1 + A_2 + \cdots + A_n = \sum A_n$。式中各吸光度的下标表示组分 $1, 2, \cdots, n$。吸光度的加和性对多组分同时定时测定、校正干扰等都极为有用。

二、紫外-可见分光光度计及应用

在紫外及可见光区用于测定溶液吸光度的分析仪器称为紫外-可见分光光度计（简称分光光度计）。目前，紫外-可见分光光度计的型号较多，但它们的基本构造相似，都由光源、单色器、样品吸收池、检测器和测量系统等五大部件组成。

由光源发出的光，经单色器获得一定波长单色光照射到样品溶液，被吸收后，经检测器将光强度变化转变为电信号变化，并经信号指示系统调制放大后，显示或打印出吸光度 A（或透射比 T），完成测定。

紫外-可见分光光度计按使用波长范围可分为：可见分光光度计和紫外-可见分光光度计两类。前者的使用波长范围是 $400 \sim 780$ nm，后者的使用波长范围为 $200 \sim 1000$ nm。可见分光光度计只能用于测量有色溶液的吸光度，而紫外-可见分光光度计可测量在紫外、可见光及近红外有吸收的物质的吸光度。

紫外-可见分光光度计按光路可分为单光束式及双光束式两类；按测量时提供的波长数又可分为单波长分光光度计和双波长分光光度计两类。

1. 紫外-可见分光光度（UV-Vis）法

紫外分光光度法是基于物质对紫外光的选择性吸收来进行分析测定的方法。紫外光区的波长范围是 $10 \sim 400$ nm，紫外分光光度法主要是利用 $200 \sim 400$ nm 的近紫外光区的辐射（200nm 以下远紫外光辐射会被空气强烈吸收）进行测定。

紫外吸收光谱与可见吸收光谱一样，常用吸收曲线来描述。即用一束具有连续波长的紫外光照射一定浓度的样品溶液，分别测量不同波长下溶液的吸光度，以吸光度对波长作图得到该化合物的紫外吸收光谱。

紫外吸收光谱与可见吸收光谱相比，具有一些突出的特点。它可用来对在紫外光区内有吸收峰的物质进行鉴定和结构分析，但由于紫外吸收光谱较简单，特征性不强，必须与其他方法（如红外光谱、核磁共振波谱和质谱等）配合使用，才能得出可靠的结论，它还能提供分子中助色团、生色团和共轭程度的一些信息，对于有机化合物的结构推断非常重要。紫外分光光度法还可以测定在近紫外光区有吸收的无色透明的化合物，而不像可见光光度法需要加显色剂显色后再测定，因此它的测定方法简便且快速，同时由于具有 π 电子和共轭双键的化合物在紫外光区会产生强烈的吸收，其摩尔吸收系数可达 $10^4 \sim 10^5$，因此紫外分光光度法的定量分析具有很高灵敏度，可测至 $10^{-4} \sim 10^{-7}$ g/mL，相对误差可达 1% 以下。因此它在定量分析领域有广泛的应用。

紫外-可见吸收光谱可以用于定性分析和定量分析，也可以用于配合物的组成和平衡常数的测定、研究有机化合物的异构体等。

2. 可见分光光度法

可见分光光度法是利用测量有色物质对某一单色光吸收程度来进行测定的。分光光度分析有两种，一种是利用物质本身对紫外光、可见光的吸收进行测定，另一种是生成有色化合物即"显色"以后测定。即将待测组分转变成有色化合物的反应称为显色反应；与待测组分形成有色化合物的试剂称为显色剂。在可见分光光度法实训中，选择合适的显色反应，并严格控制反应条件是十分重要的实训技术。

分光光度法主要用于微量组分定量测定，也能用于常量组分的测定（利用差示法）；可测单组分，也可测多组分；还可用于测定配合物组成及稳定常数；确定滴定终点等。

3. 目视比色法

用眼睛观察比较溶液颜色深浅，来确定物质含量的分析方法称为目视比色法。虽然目视比色法测定的准确度较差（相对误差为5%～20%），但由于它所需要的仪器简单、操作简便，仍然广泛应用于准确度要求不高的一些中间控制分析中，更主要的是应用在限界分析中。限界分析是指要求确定样品中待测杂质含量是否在规定的最高含量限界以下。

目视比色法原理是将有色的标准溶液和被测溶液在相同条件下对颜色进行比较，当溶液液层厚度相同、颜色深度一样时，两者的浓度相等。

4. 紫外吸收光谱及应用

利用紫外吸收光谱可对未知物进行定性分析和定量分析。

（1）定性分析　不同的有机化合物具有不同的吸收光谱，因此根据化合物的紫外吸收光谱中特征吸收峰的波长和强度可以进行物质的鉴定和纯度的检查。

① 未知试样的定性鉴定。紫外吸收光谱定性分析一般采用比较光谱法。即将经提纯的样品和标准物用相同溶剂配成溶液，并在相同条件下绘制吸收光谱曲线，比较其吸收光谱是否一致。若紫外光谱曲线完全相同（包括曲线形状、λ_{max}、λ_{min}、吸收峰数目、拐点及ε_{max}等），可初步认为是同一种化合物，为进一步确认可更换一种溶剂重新测定后再作比较。

② 推测化合物的分子结构。紫外吸收光谱在研究化合物结构中的主要作用是推测官能团、结构中的共轭关系，以及共轭体系中取代基的位置、种类和数目。

③ 化合物纯度的检测。紫外吸收光谱能检查化合物中是否含有具有紫外吸收的杂质，若化合物在紫外光区没有明显的吸收峰，而所含的杂质在紫外光区有较高的吸收峰，则可检测出该化合物所含的杂质。

（2）定量分析　紫外分光光度定量分析与可见分光光度定量分析的定量依据和定量方法相同。但在进行紫外定量分析时应选择好测定波长和溶剂，一般选择λ_{max}作测定波长，若在λ_{max}处共存的其他物质也有吸收，则应另选吸光度较大，且共存物质没有吸收的波长作测定波长；选择溶剂时须注意所用溶剂在测定波长处应没有明显的吸收，且对被测物溶解性要好，不和被测物发生作用，不含干扰测定的物质。

单元七 红外分光光度法

一、基本原理

1. 概述

1800年英国天文学家赫歇尔（F. W. Herschel）用温度计测量太阳光可见光区内、外温度时，发现红色以外"黑暗"部分的温度比可见光部分的高，从而意识到在红色光之外还存在一种肉眼看不见的"光"，因此把它称为红外光，而对应的这段光区便称为红外光区。同时他通过实验发现同一种溶液对不同的红外光具有不同程度的吸收，也就是说对某些波长的红外光吸收得多，而对某些波长的红外光却几乎不吸收，所以说，物质对红外光具有选择性吸收。

如用一种仪器把物质对红外光的吸收情况记录下来，就得到该物质的红外吸收光谱图。由于物质对红外光具有选择性的吸收，因此，不同的物质便有不同的红外吸收光谱图，因此，我们可以从未知物质的红外吸收光谱图来求证该物质是何种物质。这就是红外光谱定性的依据。

红外光谱在可见光区和微波区之间，其波长范围为 $0.75 \sim 1000 \mu m$。根据实训技术和应用的不同，通常将红外光谱划分为三个区域，如表2-1所示。

表2-1 红外光区的划分

区域	波长 $\lambda/\mu m$	波数 v/cm^{-1}	能级跃迁类型
近红外光区	0.75~2.5	13300~4000	分子化学键振动的倍频和组合频
中红外光区	2.5~25	4000~400	化学键振动的基频
远红外光区	25~1000	400~10	骨架振动、转动

其中，远红外光谱是由分子转动能级跃迁产生的转动光谱；中红外和近红外光谱是由分子振动能级跃迁产生的振动光谱。由于只有简单的气体或气态分子才能产生纯转动光谱，而对于大量复杂的气、液、固态物质分子主要产生振动光谱。所以目前广泛用于化合物定性、定量和结构分析以及其他化学过程研究的红外吸收光谱，主要是指波长处于中红外光区的振动光谱。

2. 红外吸收光谱与分子结构的关系

（1）红外吸收峰的类型

① 基频峰。当分子吸收一定频率的红外光，振动能级由基态（$n=0$）跃迁到第一振动激发态（$n=1$）时所产生的吸收峰称为基频峰。基频峰是红外吸收光谱中最主要的一类吸收峰。

② 泛频峰。如果振动能级由基态（$n=0$）跃迁到第二激发态（$n=2$）、第三激发态

($n=3$)……第 n 激发态时,所产生的吸收峰称为倍频峰。

通常基频峰强度大于倍频峰,倍频峰的波数不是基频峰波数的倍数,而是稍低一些。

在红外吸收光谱中还可以观察到合频吸收带,这是由于多原子分子中各振动形式能量之间存在可能的相互作用。此时,若吸收的红外辐射能量为两个相互作用基频之和,就会产生合频峰。若吸收的红外辐射能量为两个相互作用基频之差,则产生差频峰。倍频峰、合频峰及差频峰统称为泛频峰。合频峰和差频峰的强度多数为弱峰,且比倍频峰更弱,一般在图谱上不易辨认。

③ 特征峰和相关峰。红外吸收光谱具有明显的特征性,这是对有机化合物进行结构分析的重要依据。有含多种不同原子的官能团构成的复杂分子,在其各官能团吸收红外辐射被激发后,都会产生特征的振动。分子的振动实质上是化学键的振动,因此红外吸收光谱的特征性都与化学键的振动特性相关。有研究者通过对比大量的红外光谱的研究、观测,发现具有相同官能团(或化学键)的一系列化合物有近似相同的吸收频率,还证明官能团(或化学键)的存在与谱图上吸收峰的出现是对应的,所以用一些易辨认的、有代表性的吸收峰可以来确定官能团的存在。因此能用于鉴定官能团的存在的并具有较高强度的吸收峰,称为特征峰。如—C≡N 的特征吸收峰在 $2247cm^{-1}$ 处。特征峰的频率叫特征频率。一个官能团除了有特征峰外,还有很多其他的振动形式吸收峰,通常把这些相互依存而又可相互佐证的吸收峰,称为相关峰。用以说明这些特征吸收峰具有依存关系,并区别于非依存关系的其他特征峰,如—C≡N 基只有一个振动式吸收峰 υ C≡N,而无其他相关峰。

利用一组相关峰的存在与否作为鉴别官能团的依据是红外吸收光谱解析有机物分子结构的一个重要原则。

(2) 红外吸收光谱的分区　通常把红外吸收光谱中波数为 $4000\sim1330cm^{-1}$ 的范围叫特征频率区或特征区。在特征区内吸收峰数目较少,易于区分。各类有机物中共有的官能团的特征频率峰皆位于该区,原则上每个吸收峰都可找到它的归属。特征区可作为官能团定性分辨的主要依据。

决定官能团特征频率的主要因素有四个方面:分子中原子的质量、原子间化学键力常数、分子的对称性、振动的相互作用。这些因素在一系列化合物中保持稳定时,才呈现特征频率。

红外吸收光谱中波数为 $1330\sim670cm^{-1}$ 的范围称为指纹区。在此区域内各官能团吸收峰的波数不具有明显的特征性,由于吸收峰密集,如人的指纹,故称指纹区。有机物分子结构上的微小变化都会引起指纹区吸收峰的明显改变。将未知物红外光谱的指纹区与标准红外光谱图比较,可得出未知物与已知物是否相同的结论。因此指纹区在分辨有机物的结构时,也有很大的价值。

利用红外吸收光谱鉴定有机化合物结构,须熟悉重要的红外区域与结构(基团)的关系。通常中红外光区分为四个吸收区域。熟记各区域包含哪些基团的哪些振动,可帮助我们对化合物的结构作出判断。

二、红外光谱仪及应用

目前生产和使用的红外光谱仪主要有色散型和干涉型两大类。

1. 红外光谱仪的结构

色散型红外光谱仪（图2-8），又称经典红外光谱仪，其构造系统基本上和紫外-可见分光光度计类似。它主要由光源、吸收池、单色器、检测器、放大器及记录机械装置六个部分组成。

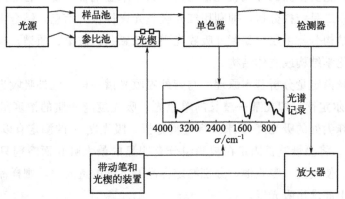

图2-8 色散型红外光谱仪工作原理示意图

2. 分析试样的处理

制备样品的要求：①试样应该是单一组分的纯物质，纯度应大于98%或符合商业标准。多组分样品应在测定前用分馏、萃取、重结晶、离子交换或其他方法进行分离提纯，否则各组分的红外光谱会相互重叠，难以辨析。②试样中应不含游离水。因水本身有红外吸收，会严重干扰样品谱图，还会侵蚀吸收池的盐窗。③试样的浓度和测试厚度应选择适当，以使光谱图中大多数峰的透射比在10%~80%。

（1）固体试样 对可塑样品，可在平滑的金属表面滚压成薄膜，也可将样品溶于挥发性溶剂中，再将溶液倾注于平滑玻璃上，待溶剂挥发后，将膜剥下，膜厚为0.1~1.0mm，再置于两盐片之间进行测定。也可用糊状法将2~3mg样品置于玛瑙研钵内，滴入一滴氟化煤油充分研细，再用刮刀将糊状样品刮至NaCl或KBr盐片上，放在可拆式液槽上进行测定。还可用压片法，即将1~2mg样品放在200mg干燥的KBr粉末（200~300目）中，放入研钵中研细，混合均匀后，再转移至压片模具中，在真空中用10^5N/m^2左右的压力，经10min，可压成透明的薄片，厚1~2mm。用于压片的高纯KBr应在4000~400cm^{-1}无吸收峰。压好的透明薄片可置于样品槽中用于绘制红外吸收光谱图。

（2）液体试样 分析液态样品可以使用可拆式、固定式或可变厚度的液体槽。在两片透明盐窗（NaCl、KBr）之间，注入液体样品，形成厚度为0.001~0.05mm的液膜，即可用于绘制红外吸收光谱图，若需进行定量分析，最好使用固定式液槽，以获得重复的吸收强度数据。

(3) 气体试样　由于气态样品中分子密度稀疏，所以其样品槽的光路要长，通常首先使用真空系统排掉槽中空气，再充入一定压力的气态样品，气体样品槽两端装有单晶（如 NaCl、KCl、LiF、AgCl 等）制成的盐窗，槽长 5～10cm，容积 50～150mL。当进行低浓度气体、弱吸收气体或空气污染物的痕量分析时，往往使用槽内装有多块反射镜的长光程气体槽。这种气体槽可使光程长度提高到 10m 以上。

3. 样品分析

(1) 定性分析　利用红外吸收光谱进行有机物的定性分析，可分为两方面：一是官能团定性分析，主要依据红外吸收光谱的特征频率来鉴别含有哪些官能团，以确定未知化合物的类别；二是结构分析，即利用红外吸收光谱提供的信息，结合未知化合物的各种性质和其他结构分析手段（如紫外吸收光谱、核磁共振波谱、质谱）提供的信息，来确定未知物的化学结构或立体结构。

(2) 红外光谱定量分析基本原理　与紫外吸收光谱一样，红外吸收光谱的定量分析也基于朗伯-比尔定律，即在某一波长的单色光，吸光度与物质的浓度呈线性关系。根据测定吸收峰峰尖处的吸光度 A 来进行定量分析。吸光度 A 的测定有以下两种方法。

① 峰高法。将测量波长固定在被测组分有明显的最大吸收而溶剂只有很小或没有吸收的波数处，使用同一吸收池，分别测定样品及溶剂的透光率，则样品的透光率等于两者之差，并由此求出吸光度。

② 基线法。用直线来表示分析峰不存在时的背景吸收线，并用它来代替记录纸上的 100%（透过坐标）。

当分析峰不受其他峰的干扰且分析峰对称时，可按图 2-9 的方法画基线。

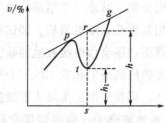

图 2-9　基线画法示意图

在吸收峰两侧选 p、g 两点，两点间的连线为基线，通过吸收峰顶点 t 作垂直于横坐标的垂线 rs，由 rs 和 ts 的长度可求出样品在此波长下的吸光度值 A。

$$A = \lg \frac{I_0}{I_t} = \lg \frac{rs}{ts}$$

单元八　高效液相色谱法

特殊杂质的检查方法应根据药物及杂质的理化性质、化学结构、杂质的控制要求等确定。通过合适的分析技术将不同结构的杂质进行分离、检测，从而达到对杂质的有效控制。随着分离、检测技术的发展与更新，高效、快速的分离技术与灵敏、稳定、准确、适用的检测手段相结合，几乎所有的有机杂质均能在合适的条件下得到很好的分离与检测。在质量标准中，目前普遍采用的杂质检测方法主要为高效液相色谱（HPLC）法、TLC 法和 UV-Vis 法等。在选择合适的分析方法时还应考虑企业生产能力及质量控制的可行性等技术因素。

采用 HPLC 法检查杂质，不但可用于杂质限量检查，也可用于杂质的含量测定，是特殊杂质检查应用最广泛的方法。如何保证色谱方法在不同质控实训室测定结果的重现性和准确性，对分析方法制定科学合理的系统适用性要求至关重要。《中国药典》（2020 年版）通过采用杂质对照品法、混合对照品法、化学破坏法和相对保留时间法等增加了对分离度的要求，同时通过配制灵敏度溶液增加了对方法灵敏度和报告限度的要求，规范了部分积分参数的合理设置。在限度方面，作为国家标准，对原料药和制剂均要求控制工艺杂质和降解杂质，且一般对已知杂质、特定杂质、未知杂质和总杂质分别设定限度控制，这一点更与国际惯例趋同。

用 HPLC 法检查杂质时，系统适用性试验（理论板数、分离度、灵敏度、拖尾因子及重复性）要符合要求。《中国药典》（2020 年版）中大多数特殊杂质的检查中，HPLC 法均增加了系统适用性溶液。HPLC 法检查杂质的方法有杂质对照品外标法、加校正因子的主成分自身对照法、不加校正因子的主成分自身对照法及面积归一化法。对于已知杂质和毒性杂质，使用杂质对照品定位。如无法获得该对照品时，用相对保留值进行定位。

一、杂质对照品外标法

按各品种项下规定，配制杂质对照品溶液和供试品溶液，进样分析，测定对照品和供试品中杂质的峰面积，按外标法计算杂质的含量。本法适于有杂质对照品或杂质对照品易得时的杂质检查。本法定量比较准确，检查杂质时应对杂质对照品进行评估和确认，并制定质量要求。如阿司匹林中游离水杨酸的检查。采用外标法定量时，以定量环或自动进样器为好。

由于限度检查法属于半定量分析，用于 HPLC 法、气相色谱（GC）法及毛细管电泳（CE）法有关物质检查用的化学对照品一般在标签或说明书中标识含量，如未标识，按 100.0% 计。

二、加校正因子的主成分自身对照法

若仅在实训过程中可提供相应质量和数量的杂质对照品，而长期提供符合要求的杂质对照品困难，则考察该杂质相对主成分的校正因子，采用加校正因子的主成分自身对照品进行检查。本法适于已知杂质在规定检测波长下的校正因子与主成分不一致的情况。应对校正因子进行严格测定，仅适用于已知杂质的控制。校正因子可直接载入各品种项下，用以校正杂质的实测峰面积。

测定杂质含量时，将供试品溶液稀释成与杂质限度相当浓度的溶液，作为对照溶液，进样，记录色谱图，必要时，调节纵坐标范围（以噪声水平可接受为限），使对照溶液的主成分色谱峰的峰高达满量程的10%～25%。除另有规定外，含量低于0.5%的杂质，峰面积的相对标准偏差（RSD）应小于10%；含量在0.5%～2%的杂质，峰面积的RSD应小于5%；含量大于2%的杂质，峰面积的RSD应小于2%。然后取供试品溶液和对照溶液适量，分别进样，供试品溶液的记录时间，除另有规定外，应为主成分色谱峰保留时间的2倍，测量供试品溶液色谱图上各杂质的峰面积，分别乘以相应的校正因子后与对照溶液主成分的峰面积比较，依法计算各杂质含量。如消旋山莨菪碱中有关物质的检查。

三、不加校正因子的主成分自身对照法

不加校正因子的主成分自身对照法系将供试品溶液稀释成与杂质限度相当浓度的溶液，作为对照溶液，进样调节纵坐标范围和计算峰面积的相对偏差后，取供试品溶液和对照溶液适量，分别进样。供试品溶液的记录时间除另有规定外，应为主成分保留时间的2倍，测量供试品溶液色谱图上各杂质的峰面积并与对照溶液主成分的峰面积比较，依法计算各杂质含量或限量。该法的前提是假定杂质与主成分的响应因子基本相同。一般情况下，如杂质与主成分的分子结构相似，其响应因子差别不会太大。本法适于无法获得待测杂质的校正因子，或校正因子可以忽略时的杂质检查。《中国药典》（2020年版）中大多数品种采用了不加校正因子的主成分自身对照法。如头孢克肟中有关物质的检查。

有些杂质检查同时采用外标法和不加校正因子的主成分自身对照法检查不同的杂质。如消旋山莨菪碱、对氨基水杨酸钠中有关物质的检查。

四、面积归一化法

面积归一化法系取供试品溶液适量，进样分析，测量各杂质峰的面积和色谱图上除溶剂峰以外的总色谱峰面积，计算各杂质峰面积及其总和占总峰面积的百分率。该法简便快捷，但因各杂质与主成分响应因子不一定相同、杂质量与主成分量不一定在同一线性范围内、仪器对微量杂质和常量主成分的积分精度及准确度不相同等因素，测定误差大，通常只能粗略用于考察供试品中杂质含量，不宜用于微量杂质的检查。故《中国药典》（2020年版）中很少采用。

用HPLC法检查杂质时，选择适宜的检测灵敏度和设定适宜的积分参数非常重要。《中国药典》（2020年版）中通常制备与杂质限量相当浓度的对照溶液，用以调节检测灵敏度，使对照溶液的主成分色谱峰的峰高达满量程的10%～25%，再进行供试品溶液的测定，以峰面积计算单个杂质量和总杂质量。对于色谱工作站，由于记录标尺的满刻度是可调的，所以通常是调节满刻度的设定值，使色谱峰的量程占满刻度的某个范围。

如果质量标准中没有明确规定峰面积的取舍限制，或没有设定灵敏度测试溶液，在

实际工作中，通常根据经验设定积分参数和最小峰面积，因此，会出现同批样品的杂质总量在不同实训室（或不同实训者）之间出现差异。此时，建议实训者在工作站标尺量程调整后，采用对照溶液逐步稀释法配制系列溶液来确定此色谱系统的检测限，在与供试品溶液及对照溶液相同的标尺下记录色谱图，通常以信噪比（S/N）为 3∶1 时的浓度作为检测限，以该检测限对应的峰面积作为计算杂质总信噪比，$S/N=2H/h$，其中 H 为基线半峰高至峰顶的距离；h 为噪声最高至最低的距离。如图 2-10 所示。

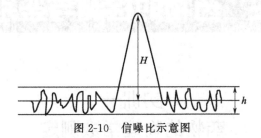

图 2-10 信噪比示意图

实训一
药物的物理常数测定

一、学前导学

1. 学习流程

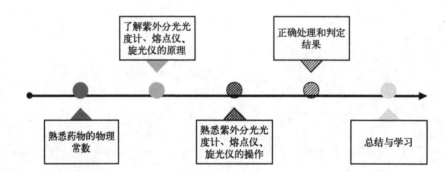

2. 学习目标与要求

（1）了解药物的熔点、比旋度和吸收系数等物理常数的测定原理。

（2）熟悉药物的熔点、比旋度和吸收系数等物理常数的测定操作，准确完整记录原始数据。

（3）掌握药物的熔点、比旋度和吸收系数等物理常数的计算方法，正确处理和分析实训结果并完成实训报告书。

3. 学习方法与手段

（1）充分利用网络资源及学习参考材料，能提前根据引导问题，预习本项目；

（2）上课不仅要认真听讲，做好笔记，还需要积极参与课堂讨论；

（3）实训时，应认真观察过程现象，并做好实训记录；

（4）项目完成后，应做好总结。

二、知识准备

1. 紫外-可见光光度计相关常识

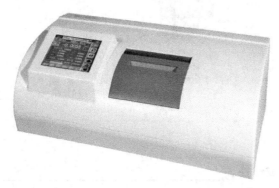

(1) 名称：_____

(2) 紫外-可见分光光度计构成组件：_____
_____

(3) 紫外分光光度法的特点：_____
_____

(4) 简述朗伯-比尔定律：_____
_____

2. 旋光仪相关常识

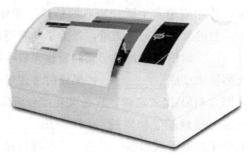

(1) 名称：_____

(2) 旋光仪的构成组件：_____

(3) 为什么要确定旋光仪的零点？如何确定零点？
_____
_____

3. 熔点仪相关常识

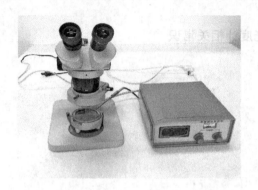

(1) 名称：_____
(2) 熔点仪的构成组件：_____
_____
(3) 熔点仪平时需要如何维护？
_____
_____

4. 实训原理

旋光现象和旋光度：旋光性质是指化合物对偏振光的旋转作用，通常用旋光度来表示。旋光度测定的原理是基于光学旋光现象和偏振光的特性。光学旋光现象是指某些化合物在_____通过时，会使光线的_____发生旋转。这种旋转是由_____所引起的。手性结构是指分子的镜像对称体不能重合的性质。手性分子的旋光性质是由它们的分子结构中存在_____或_____而产生的。

紫外分光光度法：物质的吸收光谱本质上就是物质中的分子、原子等吸收了入射光中某些特定波长的光能量，并相应地发生跃迁吸收的结果。紫外-可见吸收光谱就是物质中的分子或基团吸收了入射的紫外可见光能量，产生了具有特征性的带状光谱。光的吸收定律也称为_____。朗伯定律是说明光的吸收与吸收层厚度成_____；比尔定律是说明光的吸收与溶液浓度成_____；如果同时考虑吸收层厚度和溶液的浓度对单色光吸收率的影响，则得朗伯-比尔定律。它是吸光度分析的理论基础。

熔点测定法：熔点测定的原理基于物质的_____和_____过程中的热力学变化。当温度升高，物质的分子或离子从固态变为液态，吸收热量。而当温度下降，物质的分子或离子从液态变为固态，释放热量。在熔点测定中，液体热量计用于测量物质在加热或冷却过程中吸收或释放的_____，从而确定熔点温度。

三、实训步骤

1. 熔点测定

将电源、加热台和显微镜连接安装好。打开电源开关，稳定 20min。打开光源，让光源对准测试的加热台（不加热）。一般厂家都有标样进行熔点仪温度校正。

在干净且干燥的载玻片上放微量乙酰苯胺晶体（2~3小粒即可），然后再盖上另一载玻片，压碎。将载玻片放在加热台上，盖上圆形玻璃片。调节显微镜，选择好倍率，调节旋钮，让固体样品呈现最清晰状态。

设置测试上限（如300℃）。调节升温旋钮，以5℃/min的升温速率加热，测定大概熔点温度。当晶体棱开始变圆、塌陷，表示熔化开始，结晶形状完全消失表示熔化完成。

待热熔温度下降至熔点下30℃后，减慢加热速率后，换新的样品，以5℃/min的升温速率加热，距熔点10~15℃时，减慢升温速率为1~2℃/min（电压大概50V）。精确测定乙酰苯胺的熔点。

再测两次，取三次结果的平均值。

测试完毕后，用镊子将载玻片取出，扔进垃圾桶中。关电源。

注意：请勿用手接触加热台，以免烫伤；不要将有机物沾到手上。

2. 比旋度测定

精密称取维生素C约2.5g，置25mL量瓶中加水约17.5mL，振摇10min，使维生素C溶解，加水稀释至刻度，摇匀，即得每1mL中约含0.10g的溶液。测定旋光度，记录检测数据。平行测定2份供试品，取其平均值，即得。

3. 吸收系数测定

精密称取维生素B_1适量，加盐酸溶液（9→1000）溶解并定量稀释制成每1mL约含12.5μg的溶液，在246nm波长处测定吸光度，重复测定3次，记录检测数据。平行测定2份供试品，取其平均值，即得。

四、注意事项

（1）实训前对所用的仪器进行全面校正。

（2）应提前开启旋光仪和紫外-可见分光光度计的电源，使仪器预热20min以上才可进行检测操作。

五、思考题

（1）简述以上维生素B_1鉴别反应的原理。

_____

_____

（2）简述旋光仪保养时应注意什么。

_____

_____

（3）在实训中，测得样品A的熔点为112℃，样品B的熔点也为112℃，若将样品A和样品B等量混合后测得的熔点还为112℃吗？

_____

六、实训过程记录

项目名称：	日期： 年 月 日
	天气：＿＿＿ 温度：＿＿＿ 湿度：＿＿＿

实训目的：

实训关键点：

原料名称	投入量	物质的量/mol	备注

时间	步骤	现象	备注

续表

（1）结果数据记录

　　现象总结：

　　温度计读数：

（2）分析与讨论（根据实际情况就产物的质量和数量，实训过程中出现的问题等进行讨论，以总结经验和教训）

实训二
药物的鉴别

一、学前导学

1. 学习流程

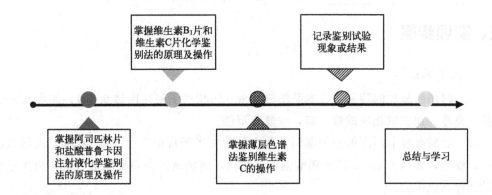

2. 学习目标与要求

（1）能按要求完成化学鉴别和薄层色谱鉴别实训操作，准确记录实训现象，分析实训结果并完成实训报告书。

（2）能合理解释鉴别试验的原理和过程，会处理操作中出现的问题。

3. 学习方法与手段

（1）充分利用网络资源及学习参考材料，能提前根据引导问题，预习本项目；

（2）上课不仅要认真听讲，做好笔记，还需要积极参与课堂讨论；

（3）实训时，应认真观察过程现象，并做好实训记录；

（4）项目完成后，应做好总结。

二、知识准备

（1）以阿司匹林片的鉴别为例，简述化学鉴别法的原理：_____

(2) 简述薄层色谱法的实验原理：_____
_____

(3) 实训原理

鉴别实训是根据药物的化学结构特点及理化性质，采用反应现象明显的化学方法，或利用光谱、色谱特征进行的。

根据采用的方法不同，化学鉴别实训大致可分为两种。①将供试品加适当试剂在规定的温度条件（一般是高温）下试验而发生特异现象，如供试品高温加热，供试品中某些元素产生特殊的焰色；利用供试品中某些特殊基团在加热条件下分解，生成有特殊气味的气体。②供试品在适当溶剂中与某种化学试剂反应，发生明显化学变化，如_____、_____、_____、_____等。

薄层色谱法是一种吸附薄层色谱分离法，它利用各成分对同一吸附剂吸附能力不同，使在_____（溶剂）流过_____（吸附剂）的过程中，连续地产生_____、_____、_____、_____，从而达到各成分互相分离的目的。

三、实训步骤

1. 化学鉴别法

(1) 阿司匹林片的鉴别　取本品细粉适量（约相当于阿司匹林 0.2g），加水 20mL，煮沸，放冷，加三氯化铁试液 2 滴，应显紫堇色。

(2) 盐酸普鲁卡因注射液的鉴别　取本品约相当于盐酸普鲁卡因 50mg，加稀盐酸 1mL，放冷，加 0.1mol/L 的亚硝酸钠溶液数滴，滴加碱性 β-萘酚试液数滴，应生成由橙黄到猩红色沉淀。

(3) 维生素 B_1 片的鉴别　取本品细粉适量，加水搅拌使溶解，滤过，蒸干滤液，得残渣。取残渣约 10mg，加氢氧化钠试液 5mL 溶解后，加铁氰化钾试液 1mL 与正丁醇 10mL，强力振摇 5min，放置使分层，上面的醇层显强烈的蓝色荧光；加酸使成酸性，荧光即消失；再加碱使成碱性，荧光又出现。

(4) 维生素 C 片的鉴别　取本品细粉适量（约相当于维生素 C 0.4g），加水 20mL，振摇约 10min，滤过滤液分成二等份，一份中加硝酸银试液 1mL，即生成银的黑色沉淀，另一份加二氯靛酚钠试液 3～4 滴，试液的颜色即消失。

2. 薄层色谱鉴别法

取研细的维生素 C 片细粉适量（约相当于维生素 C 5mg），加水 5mL，振摇使溶解，滤过，取滤液作为供试品溶液；另取维生素 C 对照品，加水溶解并稀释制成 1mL 中约含 1mg 的溶液，作为对照品溶液。照薄层色谱法实训，吸取上述两种溶液各 2μL，分别点于同一硅胶 GF_{254} 薄层板上，以乙酸乙酯-乙醇-水（5∶4∶1）为展开剂，展开，晾干，立即（1h 内）置紫外线灯（254mm）下检视。观察比较供试品溶液与对照品溶液的主斑点的位置与颜色。

四、思考题

（1）简述薄层色谱法的操作要点及注意事项。
_____
_____
_____

（2）化学鉴别法实训过程中，试管壁上的银镜可用什么试剂除去？
_____
_____
_____

五、实训过程记录

项目名称：		日期：　　年　　月　　日 天气：_____　温度：_____　湿度：_____

实训目的：

实训关键点：

原料名称	投入量	物质的量/mol	备注

时间	步骤	现象	备注

续表

时间	步骤	现象	备注

(1)结果数据记录

现象总结:

(2)分析与讨论(根据实际情况就产物的质量和数量,实训过程中出现的问题等进行讨论,以总结经验和教训)

实训三
葡萄糖的一般杂质检查

一、学前导学

1. 学习流程

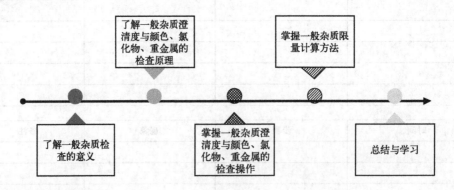

2. 学习目标与要求

(1) 掌握一般杂质澄清度与颜色、氯化物、重金属的检查操作,准确记录实训现象,分析实训结果并完成实训报告书。

(2) 能学会处理操作中出现的异常现象或问题。

3. 学习方法与手段

(1) 充分利用网络资源及学习参考材料,能提前根据引导问题,预习本项目;

(2) 上课不仅要认真听讲,做好笔记,还需要积极参与课堂讨论;
(3) 实训时,应认真观察过程现象,并做好实训记录;
(4) 项目完成后,应做好总结。

二、知识准备

(1) 简述葡萄糖的一般杂质检测所需的仪器:＿＿＿＿＿＿＿＿＿＿＿＿＿＿＿＿＿＿＿＿
＿＿＿

(2) 简述比色、比浊操作应遵循的原则:＿＿＿＿＿＿＿＿＿＿＿＿＿＿＿＿＿＿＿＿＿＿
＿＿＿
＿＿＿

(3) 简述一般杂质澄清度与颜色、氯化物、重金属检查的原理和方法:＿＿＿＿＿＿＿＿
＿＿＿
＿＿＿
＿＿＿
＿＿＿

(4) 实训原理

氯化物检查法:《中国药典》中的氯化物检查是利用氯化物在硝酸酸性溶液中与硝酸银作用,生成氯化银的白色混浊液,其浊度与一定量的标准氯化钠溶液在相同条件下生成的氯化银混浊液的浊度进行比较,以判断供试品中氯化物是否超过限量。

$$Cl^- + Ag^+ \longrightarrow AgCl(白色混浊)$$

重金属检测法:重金属离子与显色剂反应生成不溶性的重金属硫化物微粒,比较供试管和对照管的重金属硫化物微粒均匀混悬在溶液中所呈现的颜色,或采用滤膜法获得的"色斑"的颜色,判断供试品中重金属的限量是否符合规定。

$$S^{2-} + Pb^{2+} \longrightarrow PbS(黄色至棕黑色)$$

三、实训步骤

1. 溶液的澄清度与颜色

取本品 5.0g,加热水溶解后,放冷,用水稀释至 10mL,溶液应是澄清无色;如显混浊,与 1 号浊度标准液(《中国药典》2020 年版通则 0902)比较,不得更浓;如显色,与对照液(取比色用氯化钴液 3.0mL、比色用重铬酸钾液 3.0mL 与比色用硫酸铜液 6.0mL,加水稀释 50mL)1.0mL 加水稀释至 10mL 比较,不得更深(1 号浊度标准液的配置:取浊度标准原液 5.0mL,加水 95.0mL 摇匀,即得)。

2. 氯化物

取本品 0.60g,置 50mL 纳氏比色管中,加水溶解使成约 25mL(溶液如显碱性,可滴加硝酸,使遇 pH 试纸显中性),再加稀硝酸 10mL,溶液如不澄清,应滤过,加水使成 40mL,摇匀,即得供试溶液。另取标准氯化钠溶液 6.0mL,置 50mL 纳氏比色管中,加硝酸 10mL,加水使成约 40mL,摇匀,即得对照溶液。于供试液与对照液中,分别加入硝酸银试液1.0mL，用水稀释至50mL，摇匀，在暗处放置5min。同置黑色背景上，从比色管上方向下观察比较，比较供试溶液和对比溶液所显乳光。供试溶液不得比对照溶液更浓（0.01%）。

3. 重金属

取25mL纳氏比色管三支，甲管中加标准铅溶液2.0mL，加乙酸盐缓冲液2mL，加水稀释成25mL。取本品4.0g，置于乙管中，加水适量溶解后，加乙酸盐缓冲液（pH3.5）2mL，加水稀释成25mL。丙管中加入与乙管相同重量的供试品，加水适量使溶解，再加标准铅溶液2.0mL，加乙酸盐缓冲液2mL，加水稀释成25mL。再在甲、乙、丙三管中分别加硫代乙酰胺试液各2mL，摇匀，放置2min，同置白纸上，自上向下透视，当丙管中显出的颜色不浅于甲管时，乙管中显示的颜色与甲管比较，不得更深。如丙管中显出的颜色浅于甲管，应取样按炽灼残渣法重新检查（含重金属不得过百万分之五）。

四、注意事项

（1）氯化物检查时要利用氯化物在硝酸酸性溶液中与硝酸银作用，可以消除SO_4^{2-}、CO_3^{2-}、PO_4^{3-}、$C_2O_4^{2-}$等阴离子的干扰，提高检查准确度。

（2）上述3种杂质均采用比较法，应注意供试品溶液和对照溶液平行操作。

（3）纳氏比色管应配对使用，注意不能使用毛刷进行清洗，以免出现条痕，损伤比色管。

（4）标准铅溶液的取样体积按下列公式计算。

$$标准铅溶液体积 = (杂质限量 \times 供试品量) / 标准溶液浓度$$

五、思考题

（1）何谓"澄清无色"？应如何操作？

（2）是否所有药物都要对各种一般杂质进行检查？

六、实训过程记录

项目名称：	日期： 年 月 日
	天气：___ 温度：___ 湿度：___

实训目的：

续表

实训关键点：

原料名称	投入量	物质的量/mol	备注

时间	步骤	现象	备注

(1)结果数据记录

  现象总结：

(2)分析与讨论(根据实际情况就产物的质量和数量，实训过程中出现的问题等进行讨论，以总结经验和教训)

实训四
烟酸片的重量差异检查和溶出度测定

一、学前导学

1. 学习流程

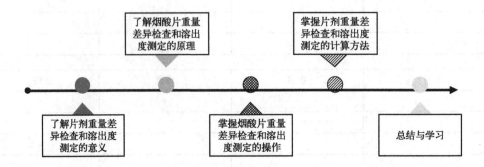

2. 学习目标与要求

（1）掌握片剂的重量差异检查和溶出度测定操作，准确记录实验现象，分析实验结果并完成实验报告书。

（2）能学会处理操作中出现的异常现象或问题。

3. 学习方法与手段

（1）充分利用网络资源及学习参考材料，能提前根据引导问题，预习本项目；

（2）上课不仅要认真听讲，做好笔记，还需要积极参与课堂讨论；

（3）实训时，应认真观察实验现象，并做好实验记录；

（4）项目完成后，应做好总结。

二、知识准备

（1）简述药典对重量差异限度是如何规定的：＿＿＿＿＿＿＿＿＿＿＿＿＿＿＿＿＿＿＿

（2）简述溶出度的含义及测定的基本原理：＿＿＿＿＿＿＿＿＿＿＿＿＿＿＿＿＿＿＿

（3）如何确定溶出度测定法第一法（篮法）的取样位置？

(4) 实训原理

重量差异检测原理：片剂中主药的含量药典均有一定的限度规定，一般差异在±5%～±10%，含量太低则达不到预期的疗效，含量过高也可能会产生一些不良后果。检查重量差异或装量差异是控制主药含量的一种最简单的方法。重量、装量差异系指药物制剂以称量法测定每片（粒、瓶）的重（装）量与_____重（装）量或_____重（装）量之间的差异程度。

溶出度测定方法的原理：溶出度系指活性药物从片剂、胶囊剂或颗粒剂等普通制剂在规定条件下溶出的_____和_____，在缓释制剂、控释制剂、肠溶制剂及透皮贴剂等制剂中也称_____。根据溶剂和溶质之间的化学性质和物理性质，利用物质物理性质、化学性质和溶剂的_____来确定溶剂吸收的量。

三、实训步骤

1. 重量差异检查

取烟酸片 15 片，精密称定总重量，求得平均片重后，再分别精密称定并记录每片的重量，每片重量与平均片重相比较，超出重量差异限度的不得多于 2 片，并不得有 1 片超出限度 1 倍。

2. 溶出度测定

取烟酸片，照溶出度测定法，以水 1000mL 为溶出介质，转速为每分钟 100 转，依法操作，经 20min 时，取溶液适量，滤过，精密量取续滤液 5mL（100mg 规格）或 10mL（50mg 规格），至 25mL 量瓶中，用水稀释至刻度，摇匀，照紫外-可见分光光度法，在 262nm 的波长处测定吸光度；另取烟酸对照品，精密称定，加水溶解，并定量稀释制成每 1mL 中约含 20μg 的溶液，同法测定，计算每片的溶出量。限度为标示量的 80%，应符合规定。

四、注意事项

（1）在达到该药品规定的溶出时间时，应在仪器开动的情况下取样。

（2）滤膜应浸渍在蒸馏水中，浸泡 1 天以上。

（3）水浴中的水应保持清洁，定期更换；水浴液面应略高于圆底烧瓶杯内溶剂的液面。

（4）溶剂必须经脱气处理，气体的存在可能产生干扰，尤其对转篮法的测定结果。

五、思考题

（1）片剂重量差异检查的目的是什么？可能是何种原因造成的？

（2）如发现片剂重量差异超出重量差异限度时，应如何解决？
_____
_____

（3）溶出度测定前需做好哪几项准备工作？
_____
_____

（4）测定溶出度时必须严格控制哪些实训条件？
_____
_____

六、实训过程记录

项目名称：		日期：　　年　　月　　日	
		天气：____ 温度：____ 湿度：____	

实训目的：

实训关键点：

原料名称	投入量	物质的量/mol	备注

时间	步骤	现象	备注

时间	步骤	现象	备注

(1)结果数据记录

现象总结：

(2)分析与讨论（根据实际情况就产物的质量和数量，实训过程中出现的问题等进行讨论，以总结经验和教训）

实训五
紫外-可见分光光度法测定维生素 B_{12} 注射液的含量

一、学前导学

1. 学习流程

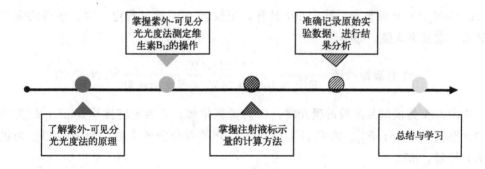

2. 学习目标与要求

(1) 了解紫外分光光度计测定维生素 B_{12} 注射液含量的原理。

(2) 掌握紫外分光光度计测定维生素 B_{12} 注射液含量的操作，准确记录实训数据，分析实训结果并完成实训报告书。

(3) 能学会处理操作中出现的异常现象或问题。

3. 学习方法与手段

(1) 充分利用网络资源及学习参考材料，能提前根据引导问题，预习本项目；

(2) 上课不仅要认真听讲，做好笔记，还需要积极参与课堂讨论；

(3) 实训时，应认真观察过程现象，并做好实训记录；

(4) 项目完成后，应做好总结。

二、知识准备

(1) 如何选择配对比色皿？如何确定测试波长？

(2) 采用吸收系数法测定药物含量时，如何对仪器进行校正和检定？

(3) 实训原理

物质的吸收光谱本质上就是物质中的分子、原子等吸收了入射光中某些特定波长的光能量，并相应地发生跃迁吸收的结果。紫外-可见吸收光谱就是物质中的分子或基团吸收了入射的紫外可见光能量，产生了具有特征性的带状光谱。

维生素 B_{12} 分子中具有共轭双键结构，在紫外光区有特征吸收。维生素 B_{12} 的水溶液在 (278 ± 1)nm、(361 ± 1)nm 与 (550 ± 1)nm 三波长处有最大吸收，361nm 处的吸收峰干扰因素少。据此，可用紫外分光光度法测定维生素 B_{12} 注射液的含量。

三、实训步骤

精密量取维生素 B_{12} 注射液适量，加水溶解并定量稀释制成每 1mL 约含维生素 B_{12} 25μg 的溶液，摇匀。照紫外-可见分光光度法，在 361mm 的波长处测定吸光度，按 $C_{63}H_{88}CoN_{14}O_{14}P$ 的吸光系数为 207 计算，记录 A 值，重复测定 3 次。平行测定 2 份供试品，取其平均值，即得。

$$注射液标示量 = \frac{A \times D \times V}{E_{1cm}^{1\%} \times 100 \times L \times V_s \times 每支标示量} \times 100\%$$

式中，A 为供试品溶液的吸光度；D 为稀释倍数；V 为定容体积，mL；L 为吸收池的光路长度，cm；$E_{1cm}^{1\%}$ 为 $C_{63}H_{88}CoN_{14}O_{14}P$ 的百分吸收系数，为 207；V_s 为供试品的取样量，mL。

四、注意事项

(1) 维生素 B_{12} 遇光易发生分解，故应避光操作。

(2) 紫外-可见分光光度法测定时，除另有规定外，应以配制供试品溶液的同批溶剂作为空白对照，采用 1cm 的石英吸收池。

(3) 当改变波长测定时，务必要重新调节仪器的零点。

(4) 注射液中如辅料对测定有干扰，需要消除辅料的干扰。

五、思考题

(1) 除紫外-可见分光光度法以外，维生素 B_{12} 的含量测定方法还有哪些？

_____

_____

(2) $E_{1cm}^{1\%}$ 的物理意义是什么？

_____

(3) 在采用紫外-可见分光光度法测定样品时，吸光度是否应控制在一定范围内？为什么？

_____

_____

六、实训过程记录

项目名称：_____ 日期：____年____月____日

天气：_____ 温度：_____ 湿度：_____

实训目的：

实训关键点：

原料名称	投入量	物质的量/mol	备注

时间	步骤	现象	备注

续表

时间	步骤	现象	备注

(1)结果数据记录
  现象总结:
  温度计读数:
(2)分析与讨论(根据实际情况就产物的质量和数量,实训过程中出现的问题等进行讨论,以总结经验和教训)

实训六
阿司匹林中游离水杨酸的检查

一、学前导学

1. 学习流程

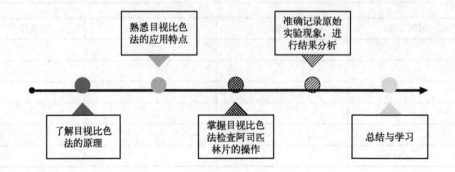

2. 学习目标与要求

（1）掌握目视比色法检查药物特殊杂质的操作技能，准确记录实验现象，分析实验结果并完成实验报告书。

（2）能学会处理操作中出现的异常现象或问题。

3. 学习方法与手段

（1）充分利用网络资源及学习参考材料，能提前根据引导问题，预习本项目；

（2）上课不仅要认真听讲，做好笔记，还需要积极参与课堂讨论；

（3）实训时，应认真观察过程现象，并做好实训记录；

（4）项目完成后，应做好总结。

二、知识准备

（1）简述目视比色法的原理：_____

_____

（2）简述目视比色法实训所需的仪器：_____

_____

_____

（3）简述目视比色法应用在阿司匹林中游离水杨酸检查的优点：_____

_____

_____

（4）实训原理

游离水杨酸是由阿司匹林生产过程中乙酰化不完全或贮藏过程中水解产生。阿司匹林无酚羟基，不能直接与高铁盐作用，而水杨酸则可与高铁盐反应生成紫堇色配合物，因此采用目视比色法进行检查。

三、实训步骤

取本品 0.10g，加乙醇 1mL 溶解后，加冷水适量使成 50mL，立即加新制的稀硫酸铁铵溶液［取盐酸溶液（9→100）1mL，加硫酸铁铵指示液 2mL 后，再加水适量使成 100mL］1mL，摇匀；30s 内如显色，与对照液（精密称取水杨酸 0.1g，加水溶解后，加冰醋酸 1mL，摇匀，再加水使成 1000mL，摇匀，精密量取 1mL，加乙醇 1mL、水 48mL 与上述新制的稀硫酸铁铵溶液 1mL，摇匀）比较，不得更深（0.1%）。

四、注意事项

（1）供试品需用乙醇溶解以后才可以加水稀释至刻度，否则供试品难以溶解。

（2）冷水是指 2~10℃ 的水，加冷水的目的是防止阿司匹林的水解。

五、思考题

（1）影响目视比色法的因素有哪些？
_____
_____

（2）哪些实训也可以用目视比色法分析？请举例。
_____
_____

六、实训过程记录

项目名称：		日期：　　年　　月　　日 天气：____ 温度：____ 湿度：____	
实训目的：			
实训关键点：			

原料名称	投入量	物质的量/mol	备注

时间	步骤	现象	备注

续表

时间	步骤	现象	备注

(1)结果数据记录

　　现象总结：

　　温度计读数：

(2)分析与讨论（根据实际情况就产物的质量和数量，实训过程中出现的问题等进行讨论，以总结经验和教训）

实训七
磺胺嘧啶红外光谱的识别

一、学前导学

1. 学习流程

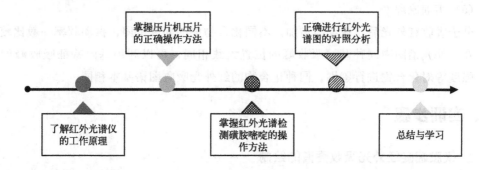

2. 学习目标与要求

（1）掌握红外光谱仪的正确操作方法。

（2）掌握用标准图谱对照法鉴别磺胺类药物的操作，正确分析实验结果并完成实验报告书。

（3）能学会处理操作中出现的异常现象或问题。

3. 学习方法与手段

（1）充分利用网络资源及学习参考材料，能提前根据引导问题，预习本项目；

（2）上课不仅要认真听讲，做好笔记，还需要积极参与课堂讨论；

（3）实训时，应认真观察过程现象，并做好实训记录；

（4）项目完成后，应做好总结。

二、知识准备

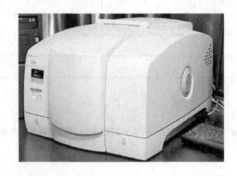

(1) 名称：_____
(2) 简述红外光谱仪的组成构件：_____
_____
(3) 简述红外光谱仪的工作原理：_____
_____
_____
(4) 简述红外光谱仪的适用范围：_____
_____
_____
(5) 实训原理

分子吸收红外光后，振动能增加。不同化合物中的同种基团，振动频率一般比较接近。在红外光谱图中同种基团吸收峰的位置大致相同，可以利用基团特征吸收峰的位置、强度等对化合物进行鉴别。同种化合物的红外光吸收图谱基本相同。

三、实训步骤

1. 磺胺嘧啶红外光吸收图谱的绘制

取磺胺嘧啶供试品约 1mg，置玛瑙研钵中，加入干燥的光谱纯溴化钾 200mg，在红外灯下充分研磨混匀后，装入压片模具中。将模具放在压片机下，加压至约 20MPa，保持压力 2~5min，卸掉压力。取下模具，得厚约 1mm 的透明溴化钾片，用目视检查应均匀无明显颗粒。用镊子将溴化钾样品片置片架上，放于红外光谱仪的测定光路中。另在参比光路中置一按同法制成的空白溴化钾片作为补偿。从波数 4000~400cm^{-1} 绘制红外光吸收图谱，如图 3-1 所示。

2. 磺胺嘧啶红外光吸收图谱的识别

将所得图谱与对照图谱（《药品红外光谱集》570 图）比较，用箭头标明特征吸收峰的位置，按相关方法，用实训所得图谱编制谱线检索表，与磺胺嘧啶标准图谱的谱线检索表比较应一致。

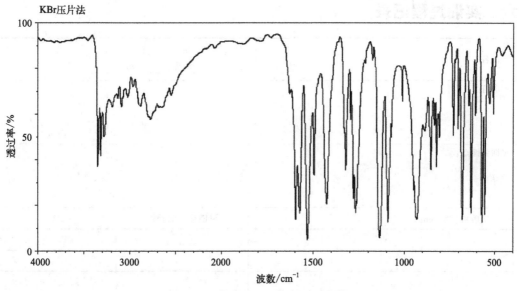

图 3-1 磺胺嘧啶红外光吸收图谱

四、注意事项

（1）对溴化钾的质量条件是：用溴化钾制成空白片，以空气作参比，录制光谱图，基线应大于 75% 透光率。除在 $3440 cm^{-1}$ 及 $1630 cm^{-1}$ 附近因残留或附着水而呈现一定的吸收峰外，其他区域不应出现大于基线 3% 透光率的吸收谱带。

（2）样品的纯度应大于 98%，且不应含有水分，否则杂质和水的吸收峰将干扰红外吸收图谱。

（3）压片模具用过以后，使用无水乙醇将各部分擦拭干净，置干燥器中保存。

（4）样品片的制备和图谱的绘制应根据药典委员会编订的《药品红外光谱集》的规定进行。

五、思考题

（1）磺胺嘧啶作为药物可以用于治疗哪些疾病？

（2）为什么测试红外光谱选用溴化钾制样？

（3）红外光谱仪还可以适用于哪些检测？请举例。

六、实训过程记录

项目名称：		日期： 年 月 日
		天气：____ 温度：____ 湿度：____

实训目的：

实训关键点：

吸收峰波数/cm^{-1}		可能存在的基团	

时间	步骤	现象	备注

(1)结果数据记录

　　现象总结：

　　根据测定的红外光谱图,试推测该化合物的分子结构式。

(2)分析与讨论(根据实际情况就产物的质量和数量,实训过程中出现的问题等进行讨论,以总结经验和教训)

实训八
高效液相色谱法测定布洛芬片中布洛芬的含量

一、学前导学

1. 学习流程

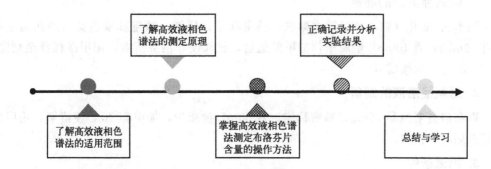

2. 学习目标与要求

(1) 了解高效液相色谱法测定原理。

(2) 掌握高效液相色谱法测定药物含量的操作技能,准确记录实训数据,分析实训结果并完成实训报告书。

(3) 能学会处理操作中出现的异常现象或问题。

3. 学习方法与手段

(1) 充分利用网络资源及学习参考材料,能提前根据引导问题,预习本项目;

(2) 上课不仅要认真听讲,做好笔记,还需要积极参与课堂讨论;

(3) 实训时,应认真观察过程现象,并做好实训记录;

(4) 项目完成后,应做好总结。

二、知识准备

(1) 简述高效液相色谱仪的组成构件：

(2) 简述高效液相色谱法的工作原理：_____
_____
_____

(3) 简述高效液相色谱法的优缺点：_____
_____
_____

(4) 实训原理

高效液相色谱法是目前应用较广的药物检测技术。其基本方法是将具一定极性的单一溶剂或不同比例的混合溶液，作为流动相，用泵将流动相注入装有填充剂的色谱柱，注入的供试品被流动相带入柱内进行分离后，各成分先后进入检测器，用记录仪或数据处理装置记录色谱图或进行数据处理，得到测定结果。由于应用了各种特性的微粒填料和加压的液体流动相，本法具有分离性能高、分析速度快的特点。

三、实训步骤

1. 供试品溶液的制备

取本品 20 片（糖衣片应除去糖衣）精密称定，研细，精密称取适量（约相当于布洛芬 50mg），置 100mL 量瓶中，加甲醇适量，振摇使布洛芬溶解，用甲醇稀释至刻度，摇匀，滤过，取续滤液。

2. 对照品溶液的制备

取布洛芬对照品 25mg，精密称定，置 50mL 量瓶中，加甲醇 2mL 使溶解，用甲醇稀释至刻度，摇匀。

3. 色谱条件

用十八烷基硅烷键合硅胶为填充剂；以醋酸钠缓冲液（取醋酸钠 6.13g，加水 750mL 使溶解，用冰醋酸调节 pH 值至 2.5）-乙腈（40∶60）为流动相；检测波长为 263nm；进样体积为 20μL。

4. 系统适用性要求

理论塔板数按布洛芬峰计算不低于 2500。

5. 测定法

精密量取供试品溶液与对照品溶液，分别注入液相色谱仪，记录色谱图，按外标法以峰面积计算。

四、注意事项

(1) 流动相必须使用 HPLC 级的试剂，使用前过滤除去其中的颗粒性杂质和其他物质（使用 0.45μm 或更细的滤膜滤过）。

(2) 色谱柱的个体可能存在差异，即使是同一厂家的同种型号的色谱柱，性能也会有差异。所以色谱条件（主要是流动相的比例）应根据所用色谱柱的实际情况作相应的调整。

五、思考题

(1) 如果泵压力值突然升高或降低,主要的原因是什么?如何解决?
_____
_____

(2) 除布洛芬以外,还有哪些药物可以用高效液相色谱法进行含量测定?请举例说明。
_____
_____

(3) 反相色谱分析中,使用流动相的主体成分是什么?哪些有机化合物可作为改性剂?改性的目的是什么?
_____
_____
_____

六、实训过程记录

项目名称: 日期: 年   月   日

天气:_____ 温度:_____ 湿度:_____

实训目的:

实训关键点:

原料名称	投入量	物质的量/mol	备注

时间	步骤	现象	备注

续表

时间	步骤	现象	备注

(1) 结果数据记录

现象总结：

温度计读数：

(2) 分析与讨论（根据实际情况就产物的质量和数量，实训过程中出现的问题等进行讨论，以总结经验和教训）

实训九
碘量法测定维生素 C 注射液的含量

一、学前导学

1. 学习流程

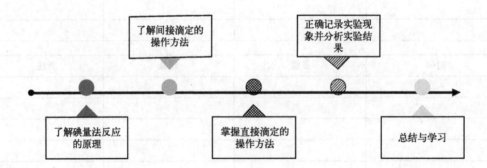

2. 学习目标与要求

（1）了解直接滴定法的原理。

（2）掌握直接滴定法的实验操作，准确记录实验数据，分析实验结果并完成实验报告书。

(3) 能学会处理操作中出现的异常现象或问题。

3. 学习方法与手段

(1) 充分利用网络资源及学习参考材料,能提前根据引导问题,预习本项目;

(2) 上课不仅要认真听讲,做好笔记,还需要积极参与课堂讨论;

(3) 做实验时,应认真观察实验现象,并做好实验记录;

(4) 项目完成后,应做好总结。

二、知识准备

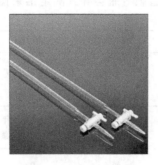

(1) 名称：_____

(2) 简述碘量法的工作原理：_____
_____

(3) 简述直接滴定法的特点：_____
_____
_____

(4) 实训原理

维生素 C 分子结构中的连二烯醇基具有较强的还原性,在酸性溶液中,可被碘定量地氧化,因此,可以用碘量法测定其含量。焦亚硫酸钠、亚硫酸氢钠或亚硫酸钠等抗氧剂,可与丙酮或甲醛反应生成加成物,从而排除抗氧剂对测定的干扰。

三、实训步骤

精密量取本品适量(约相当于维生素 C 0.2g),加水 15mL 与丙酮 2mL,摇匀,放置 5min,加稀醋酸 4mL 与淀粉指示液 1mL,用碘滴定液(0.05mol/L)滴定,至溶液显蓝色并持续 30s 不褪色。每 1mL 碘滴定液(0.05mol/L)相当于 8.806mg 的 $C_6H_8O_6$。

四、注意事项

(1) 加稀醋酸的目的是使滴定在酸性介质中进行,使本品受空气中氧的氧化作用减慢。加新沸过放冷的水溶解是为了减少溶解氧的影响。

(2) 碘滴定液应储存于棕色具玻塞玻璃瓶中,在暗凉处避光保存。碘滴定液不可与软木塞、橡胶管或其他有机物接触，以防碘浓度改变。

（3）由于碘离子易被空气氧化，故凡是含有过量碘离子和较高酸度的溶液在滴定碘前不可放置过久，且应密塞避光。

五、思考题

（1）直接滴定法测定的药物具有什么特点？

_____

_____

（2）如果滴定用锥形瓶代替碘量瓶会导致测定结果偏高还是偏低？

_____

_____

六、实训过程记录

项目名称：　　　　　　　　　　　日期：　　年　　月　　日
　　　　　　　　　　　　　　　　天气：____温度：____湿度：____

实训目的：

实训关键点：

原料名称	投入量	物质的量/mol	备注

时间	步骤	现象	备注

续表

时间	步骤	现象	备注

(1)结果数据记录

　　现象总结：

　　温度计读数：

(2)分析与讨论（根据实际情况就产物的质量和数量，实训过程中出现的问题等进行讨论，以总结经验和教训）

实训十 高效液相色谱法测定黄体酮注射液的含量

一、学前导学

1. 学习流程

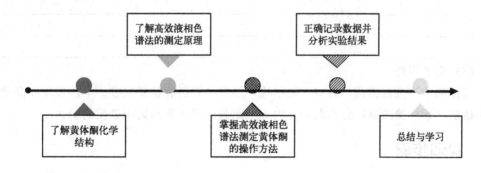

2. 学习目标与要求

（1）了解高效液相色谱仪的结构及工作原理。

（2）熟悉内标法测定药物含量的实训方法，熟悉供试品溶液、对照品溶液、内标溶液的制备方法。

（3）能够从高效液相色谱图上读取保留时间和峰响应值，并能利用实训数据计算理论板数、分离度和供试品含量。准确记录实训数据，分析实训结果并完成实训报告书。

(4) 能学会处理操作中出现的异常现象或问题。

3. 学习方法与手段

(1) 充分利用网络资源及学习参考材料，能提前根据引导问题，预习本项目；

(2) 上课不仅要认真听讲，做好笔记，还需要积极参与课堂讨论；

(3) 实训时，应认真观察过程现象，并做好实训记录；

(4) 项目完成后，应做好总结

二、知识准备

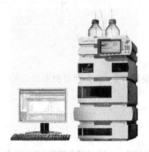

(1) 名称：_____

(2) 简述高效液相色谱仪的组成构件：_____
_____

(3) 简述高效液相色谱法的优点：_____
_____
_____

(4) 简述高效液相色谱仪中输液系统的运行原理：_____
_____
_____

(5) 实训原理

黄体酮为孕激素类药，具有共轭结构，在紫外光区有特征吸收。本法以反相高效液相色谱法（紫外检测器）分离药物，内标法定量，可消除药物中杂质的干扰。

三、实训步骤

1. 色谱条件与系统适用性试验

用十八烷基硅烷键合硅胶为填充剂；甲醇-水（65∶35）为流动相；检测波长为254nm。理论板数按黄体酮峰计算应不低于1000，黄体酮峰和内标物质峰的分离度应符合要求。

2. 内标溶液的制备

取已烯雌酚约25mg，精密称定，置25mL量瓶中，以甲醇溶解并稀释至刻度，摇匀，即得。

3. 对照品溶液的制备

取黄体酮对照品约 25mg，精密称定，置 25mL 量瓶中，以甲醇溶解并稀释至刻度，摇匀；精密量取该溶液与内标溶液各 5mL，置 25mL 量瓶中，以甲醇稀释至刻度，摇匀，即得。

4. 测定法

用内容量移液管精密量取本品适量（约相当于黄体酮 50mg），置 50mL 量瓶中，用乙醚分数次洗涤移液管内壁，洗液并入量瓶中，加乙醚稀释至刻度，摇匀；精密量取 5mL 置具塞离心管中，在温水浴内使乙醚挥散；用甲醇振摇提取 4 次（第 1～3 次各 5mL，第 4 次 3mL），每次振摇 10min 后离心 15min，并用滴管将甲醇液移置 25mL 量瓶中，合并提取液，精密加入内标溶液 5mL，用甲醇稀释至刻度，摇匀；取 5μL 注入液相色谱仪，记录色谱图。按内标法以峰面积计算，即得。

本品含黄体酮（$C_{21}H_{30}O_2$）应为标示量的 93.0%～107.0%。

四、注意事项

（1）供试液和对照液按规定方法分别配制 2 份。供试液在注入色谱仪前，一般应经适宜的 0.45μm 的滤膜滤过。

（2）供试液和对照液每份至少注样 2 次，由全部注样结果（$n \geqslant 4$）求得平均值，相对标准偏差（RSD）一般应不大于 1.5%。

五、思考题

（1）高效液相色谱实训中的分离度主要有哪些影响因素？

（2）在高效液相色谱实训中，提升柱效的途径有哪些？其中最有效的途径是什么？

六、实训过程记录

项目名称：	日期： 年 月 日
	天气：____ 温度：____ 湿度：____

实训目的：

实训关键点：

续表

原料名称	投入量	物质的量/mol	备注

时间	步骤	现象	备注

(1)结果数据记录

现象总结：

温度计读数：

(2)分析与讨论（根据实际情况就产物的质量和数量，实训过程中出现的问题等进行讨论，以总结经验和教训）

实训十一
甲硝唑片溶出度的检查

一、学前导学

1. 学习流程

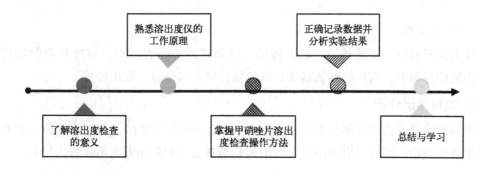

2. 学习目标与要求

（1）熟练掌握溶出度仪的校正与使用、溶出量的计算，准确记录实训数据，分析实训结果并完成实训报告书。

（2）能学会处理操作中出现的异常现象或问题。

3. 学习方法与手段

（1）充分利用网络资源及学习参考材料，能提前根据引导问题，预习本项目；

（2）上课不仅要认真听讲，做好笔记，还需要积极参与课堂讨论；

（3）实训时，应认真观察过程现象，并做好实训记录；

（4）项目完成后，应做好总结。

二、知识准备

（1）简述溶出度仪的组成构件：_____

_____

（2）简述对溶出度仪进行清洁时应注意什么？

_____

（3）简述对紫外-分光光度计进行清洁时应注意什么？

_____

_____

(4) 实训原理

溶出度也称_____，是指在规定的溶剂和条件下，药物从片剂、胶囊剂、颗粒剂等固体制剂中溶出的_____和_____；它是一种模拟口服固体制剂在胃肠道中溶出的体外试验方法。药物溶出度检查是评价制剂品质和工艺水平的一种有效手段，可以在一定程度上反映主药的晶型、粒度、处方组成、辅料品种和性质、生产工序等的差异，也是评价制剂活性成分_____和_____的一种有效标准，能有效区分同一种药物生物利用度的差异，因此是药品质量控制必检项目之一。

三、实训步骤

1. 安装仪器

根据仪器说明书安装转轴，验证转轴与溶出杯轴心是否对正；将转篮固定在转轴上，用定位球调节、固定好转轴高度；将转轴拔到最高位置，取出转篮。

2. 制备溶出介质

取新煮沸冷却的水配制盐酸溶液（9→1000）900mL 为溶出介质，共 6 份。分别放入每个溶出杯中。实际量取的溶出介质的体积与规定体积的偏差应不超过±1%。

3. 开机、设置参数

打开电源开关，根据仪器说明书，设置温度 37℃、转速每分钟 100 转以及溶出时间 30min。打开加热开关。

4. 溶出

仪器温度显示为 37.0℃ 时，用温度计（分度值 0.1℃）校正。当温度恒定在 37.0℃±0.5℃时，取 6 片甲硝唑片分别放入 6 个干净干燥的转篮中。将转篮降入溶出杯中，同时按"转动""计时"键。

5. 取样及过滤

按仪器说明书提前准备好取样针、取样垫、垫柱及过滤装置。溶出 30min 时，取溶液，滤过。

6. 关机

取样后，立即停止转动，关闭电源开关。清洗转轴、转篮及取样针。

7. 测定溶出量

精密量取续滤液 3mL，置 50mL 量瓶中，用溶出介质稀释至刻度，摇匀，照紫外-可见分光光度法（通则 0401），在 277nm 的波长处测定吸光度。

8. 计算溶出量

按 $C_6H_9N_3O_3$ 的吸收系数（$E_{1cm}^{1\%}$）为 377 计算每片的溶出量。

$$溶出量(\%)=\frac{A \times 50mL \times 900mL}{E_{1cm}^{1\%} \times L \times 100 \times 3mL \times 标示量}$$

9. 结果判断

甲硝唑片溶出限度为标示量的 80%。根据计算结果及溶出度判断方法判断。

四、注意事项

(1) 溶出度仪使用前需进行机械验证和性能检验。

(2) 到达规定溶出时间时,应在仪器开动的情况下取样,实际取样时间与规定时间的差异不得超过 ±2%;自 6 杯中完成取样应在 1min 内。

(3) 水浴中的水应保持清洁,定期更换;水浴液面应高于溶出杯内溶出介质的液面。

五、思考题

(1) 何种片剂需检查溶出度?
_____
_____

(2) 溶出度检查取出的供试品溶液为何要经过过滤才能测定含量?
_____
_____

六、实训过程记录

项目名称:	日期: 年 月 日
	天气:____ 温度:____ 湿度:____

实训目的:

实训关键点:

原料名称	投入量	物质的量/mol	备注

时间	步骤	现象	备注

(1) 结果数据记录

现象总结：

温度计读数：

(2) 分析与讨论（根据实际情况就结果或实训过程中出现的问题等进行讨论，以总结经验和教训）

实训十二
注射用青霉素钠的含量测定

一、学前导学

1. 学习流程

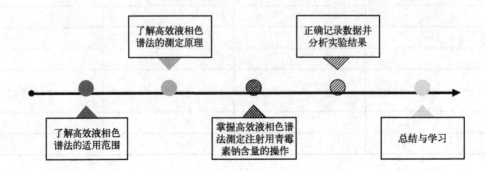

2. 学习目标与要求

(1) 了解青霉素钠的含量测定方法及原理。

(2) 掌握高效液相色谱法的操作方法，准确记录实训数据，分析实训结果并完成实训报告书。

(3) 能学会处理操作中出现的异常现象或问题。

3. 学习方法与手段

(1) 充分利用网络资源及学习参考材料，能提前根据引导问题，预习本项目；

(2) 上课不仅要认真听讲，做好笔记，还需要积极参与课堂讨论；

(3) 实训时，应认真观察过程现象，并做好实训记录；

(4) 项目完成后，应做好总结。

二、知识准备

(1) 简述高效液相色谱仪的使用特点：_____
_____
_____

(2) 简述液-液分配色谱的保留机理：_____
_____
_____

(3) 实训原理

高效液相色谱法是目前应用较广的检测技术。其基本方法是将具一定极性的单一溶剂或不同比例的混合溶液，作为流动相，用泵将流动相注入装有填充剂的色谱柱，注入的供试品被流动相带入柱内进行分离后，各成分先后进入检测器，用记录仪或数据处理装置记录色谱图或进行数据处理，得到测定结果。由于应用了各种特性的微粒填料和加压的液体流动相，本法具有分离性能高、分析速度快的特点。

三、实训步骤

1. 色谱条件与系统适用性试验

用十八烷基硅烷键合硅胶为填充剂；以 0.1mol/L 磷酸二氢钾溶液（用磷酸调节 pH 在 2.5）-乙腈（70∶30）为流动相；检测波长为 225nm，流速为 1.0mL/min。取青霉素钠对照品和 2-苯乙酰胺各适量，加水制成每 1mL 中含 0.2mg 的混合溶液。取 20μL 注入液相色谱仪，记录色谱图，流出顺序为 2-苯乙酰胺、青霉素钠，两峰之间的分离度应不小于 2.0。理论板数按青霉素峰计算不低于 1600。

2. 测定方法

取本品内容物适量，精密称定，加水溶解并定量稀释制成每 1mL 中约含 0.5mg 的溶液，摇匀，精密量取 10μL，注入液相色谱仪，记录色谱图，另取青霉素钠对照品适量，同法测定。按外标法以峰面积计算。其结果乘以 1.0658，即为供试品中

$C_{16}H_{17}N_2NaO_4S$ 的含量。每 1mg 的 $C_{16}H_{17}N_2NaO_4S$ 相当于 1670U 青霉素钠。

按无水物计算，含 $C_{16}H_{17}N_2NaO_4S$ 不得少于 96.0%；按平均装量计算，含 $C_{16}H_{17}N_2NaO_4S$ 应为标示量的 95.0%～115.0%。

四、注意事项

(1) 有青霉素过敏史者不得参加本实训。指导教师应高度注意个别学生的过敏反应，并做好必要准备，以防事故发生。

(2) 因为流动相为含缓冲盐的流动相，所以在运行前应先用色谱用水平衡色谱柱，然后再走流动相，而且流速应逐步升到 1.0mL/min，在检测完毕后，应再用色谱用水洗色谱柱 30min 以上，然后用甲醇-水（50∶50）或其他合适的流动相饱和色谱柱。

(3) 流动相使用之前应过滤、脱气。

五、思考题

(1) 按实训结果计算每 1 瓶供试品的效价。
___
___

(2) 当流动相中有缓冲盐时，在使用中应注意什么？
___
___

六、实训过程记录

项目名称：		日期： 年 月 日 天气：___ 温度：___ 湿度：___	
实训目的：			
实训关键点：			

原料名称	投入量	物质的量/mol	备注

时间	步骤	现象	备注

(1)结果数据记录

　　现象总结：

　　温度计读数：

(2)分析与讨论(根据实际情况就结果或实验过程中出现的问题等进行讨论，以总结经验和教训)

参 考 文 献

[1] 梁颖. 药物检验技术 [M]. 2版. 北京：化学工业出版社，2017.

[2] 谢云，倪开勤，徐天玲，等. 药物分析实验 [M]. 武汉：华中科技大学出版社，2012.

[3] 宋粉云. 药物分析实验 [M]. 北京：中国医药科技出版社，2007.

[4] 冯素香，麻秋娟. 药物分析实验指导 [M]. 郑州：河南科学技术出版社，2017.

[5] 钱晓荣，郁桂云. 仪器分析实验教程 [M]. 3版. 上海：华东理工大学出版社，2021.

[6] 周宏兵. 药物分析实验 [M]. 2版. 北京：中国医药科技出版社，2006.

[7] 明亮，王亚玲，习霞. 医用实验化学 [M]. 2版. 南京：东南大学出版社，2022.

[8] 王金香. 药物检测技术 [M]. 2版. 北京：人民卫生出版社，2013.

[9] 甄会贤. 药物检测技术 [M]. 3版. 北京：人民卫生出版社，2018.

[10] 徐峰，陶雪芬. 药物化学 [M]. 2版. 北京：化学工业出版社，2018.